JN218544

著 **久道三佳子**
聖マリアンナ医科大学腎臓・高血圧内科
聖マリアンナ医科大学臨床検査医学・遺伝解析学
JCHO東京高輪病院腎臓内科

監修 **木村健二郎**
JCHO東京高輪病院 名誉院長

柴垣　有吾
聖マリアンナ医科大学腎臓・高血圧内科 教授

市川　大介
聖マリアンナ医科大学腎臓・高血圧内科 准教授

これで心配ない 電解質異常

若手医師／腎臓内科医が市中病院で困らないために

中外医学社

監修のことば

～市中病院で診療する全ての若手医師/腎臓内科医に薦めます～

「市中病院で働く医師が電解質異常に遭遇したときに的確な治療の指針を示せるような本を東京高輪病院の経験をもとに書きたい」と久道三佳子先生から相談を受けた．私は即座に賛成した．私が院長を勤めていた東京高輪病院（独立行政法人地域医療機能推進機構）の腎臓内科が手薄になったため急遽聖マリアンナ医科大学腎臓・高血圧内科（柴垣有吾教授）より久道先生を派遣していただいている．東京高輪病院では大学病院と違った環境で診療しなければならないため苦労も多かったものと思われる．しかし，その中で久道先生は多くのことを経験し冒頭の強い思いに至ったのであろう．

久道三佳子先生は私が聖マリアンナ医科大学腎臓・高血圧内科で教授を務めているときに入学し卒業後は大学院に進学した．大学院修了後，大学で多くの腎臓・高血圧内科の医師とともに腎疾患・電解質異常の診療の研鑽をつんだ．私が聖マリアンナ医科大学を退職した後は後任の柴垣有吾教授のもとでさらに専門領域の研鑽を積み，他の診療科からのコンサルトにも応じて臨床の知識を積み重ね技量を磨いてきた．

東京高輪病院では後輩の女性医師と２人体制であった．２人の腎臓専門医のみで他の診療科からの腎疾患や電解質異常のコンサルトを受けて診療するにあたっては苦労することも多かったのではないかと推測する．大学病院と市中病院の風土の違いにも戸惑ったことと思う．しかし，持ち前の明るさと誠意を尽くす人柄から同僚医師，医療スタッフさらには患者さんから篤く信頼されていた．

本書はこのように久道先生が大学病院と市中病院での診療体制や風土の違いを肌で感じた経験から生まれた．書籍の構成は市中病院の実臨床で役にたつように良く工夫されている．本書は市中病院で電解質異常を診療する若手医師/腎臓内科医の強い味方になってくれるものと信じている．本書を強く推薦する所以である．

2024 年 9 月

JCHO 東京高輪病院名誉院長　　木村健二郎

【監修言】

　『これで心配ない電解質異常―若手医師/腎臓内科医が市中病院で困らないために』がとうとう出版され，とても嬉しく思う．

　著者の久道先生は子育てと医師という2つの大事な役割をこなす多忙な生活を送っているが，そんな中でも，極めて勤勉な努力家であり，常に多くの先生方から多くを学び，分からないことがあれば，積極的に質問をしていた．

　このような常に謙虚で前向きに学ぶ姿勢がこのような素晴らしい本を出版できる土台となっていることをまずは強調したい．

　本書は日常の業務中に気軽にハードル低くみるために色々な工夫が為されている．例えば，「若手Drのmemo帳」などは若手が中々聞けないけど，聞きたい疑問に簡潔に答えるもので，本書の特徴を正に表していると思う．

　この本が若手や非腎臓専門医の日常の電解質臨床に組み込まれ，腎臓内科医や気安く質問出来る上級医のいない環境でもベストに近い電解質診療を行うという，筆者が期待する効果を出すことを心より祈念している．

　　　2024年9月
　　　　　　聖マリアンナ医科大学腎臓・高血圧内科主任教授　柴 垣 有 吾

【監修の序】

本書の著者, 久道先生は, 研修医のころから耳学問を大切にしよくメモをしているのを見かけました. 学会や研究会, 勉強会に積極的に参加し, そこで得たエビデンスや他施設の臨床情報を耳にするたび, 彼女は欠かさずメモに記録していました. この「メモ魔」ともいえる彼女の姿勢は, 単なる知識の蓄積ではなく, 臨床現場での具体的な対応に直接結びつくものでした. 得た情報をもとに論文を読み, エビデンスの妥当性を常に検討していました. 彼女のメモには, 自身が理解できなかったこと, 臨床での疑問, そして「実際どうするのか?」という問いに対する深い考察がぎっしりと詰まっています. このようにして蓄積された知識と経験が, 本書の中に凝集されています.

本書は, 初めて電解質異常の症例に直面する医師にとって, さらには電解質診療に熟練した方々にとっても, 大変有用なガイドとなるでしょう. 複雑で理解が難しいとされる電解質の問題を, 臨床現場での具体的な対応方法やその背景にある理論を交えて丁寧に解説しています. 久道先生が研修医時代から感じていた「わからない人の気持ち」を大切にしながら書かれているため, 読み手に寄り添う温かみのある内容です.

本書を手にした皆様が, 自信を持って電解質異常に対処できる力を養い, 臨床で役立てていただけることを心から願っています.

2024 年 9 月

聖マリアンナ医科大学腎臓・高血圧内科准教授　市 川 大 介

【序 文】

　聖マリアンナ医科大学病院から市中病院であるJCHO東京高輪病院へ異動して勤務した経験から，市中病院では電解質異常に適切に対処することが苦手な（あるいは苦手意識をもった）内科医が多いことを実感しました．「電解質に関する成書を読めば何でも書いてあるけれど，読みきる自信がなくて読んでおらず，患者さんが来てから読んでおけばよかったと後悔する」「読んでも自分の診療にすぐに活かせる実力がない」などの声も聞きました．しかし，患者さんは電解質異常に対応することを得意とする医師に診てもらえるか，苦手な医師に診られるかは選ぶことができません．さらに（地方を含め）腎臓専門医がいても1人とか，あるいは腎臓専門医がいない病院の内科医で電解質異常に関するコンサルトを受けなければならない医師とも接する機会があり，彼らの苦労も実感しました．これらのことから医学部卒業後すぐに母校において実臨床のなかですぐれた先輩方のもとで多くの電解質異常の診療経験を積ませていただいたことは極めて貴重な経験であったことを実感しました．また，この経験を市中病院での診療に活かすことができたことはありがたいことだと思いました．

　これらのことから，内科医が専門医・非専門医を問わず電解質異常に迅速に対応出来るためのクイックリファレンス的な書物があれば市中病院に勤務する医師の役に立つのではないかと思い，浅学非才を顧みず本書を世に問おうと思いました．

　本書が電解質異常を診療する医師の指針となりより良い診療に繋がってくれることを願っています．

　日々のご指導とともに本の完成実現のため多大なご指導を頂いた木村健二郎先生，柴垣有吾先生，市川大介先生に心より感謝申し上げます．また，当時少ない腎臓内科の人数で診療ができたのは渡邉詩香先生，奥田則子診療看護師さんのお蔭です．本書作成に当たり，腎臓内科の先生方にアドバイスをご提供いただきました．そして，読者の方々にいかに分かりやすくお伝えするか沢山のご尽力をいただいた中外医学社の上岡里織様に感謝申し上げます．

　　　令和6年9月

久道三佳子

【本書の特徴】

①患者さんを前に at a glance で具体的に対応できる（最大限具体的な方法）本
②（上司や人手のない環境で）患者さんを守る最低限の対応ができるための本
   1）頻回採血・測定指示が現実的ではない環境でいかに安全に対応するか.
   2）非専門の当直医や主科にどう（より具体的に）申し送りするか.
③今更聞きにくいことや，耳学問の受け売り，経験論をもっと確実に参照できる情報として持ち歩きたい.

これらを実現させるために，
★市中病院での経験に基づいた症例提示（Chapter 4）
★診療における疑問（Chapter 2）
★当直への申し送り例（Chapter 3），を盛り込んでいます.

【対象とした医師や診療環境】

［気軽に相談できる人がいないなかでコンサルトを受ける側の先生］
   ✓腎臓・内分泌専門医のいない病院の一般内科医
   ✓電解質異常の得意なオーベンのいない若手（腎臓）内科医
   ✓気軽に診療相談できる人のいない若手や中堅の腎臓内科医
   ✓腎臓専門医は持っているが，自信がない（今更周りに聞きにくい学年の）先生
［少人数で非専門医に申し送りをしないと物理的・体力的に大変な先生（1〜2人腎内体制など）］
［大学病院のように頻回に検査ができる環境にない病院で電解質異常を診る先生］

【本書の構成と使い方】

①対応

より詳しい記載は，対応する箇所を記載しています．

Chapter ○-○電解質異常の種類

というように関連箇所と対応しています．また，Chapter ○-○の記載がなければ同じ Chapter 内ということを意味しています．

②頁数でも対応

参照対応箇所は各頁数でも記載しており，探しやすくしています．

③参考症例を（☞ Case〜★）で示しています．Case は Chapter 4 の Case 番号と対応しています．

④治療における注意点と索引

治療する際に注意したい項目にもかかわらず参照したい時に対応箇所がなかなか探せないということがないように，注意点が探しやすいような索引にしました．索引からも探してみてください．

〔実際の治療における主な注意点一覧〕〜〜〜〜〜

低 Na 血症

・フロリネフ使用時は血圧上昇や体液量増加に注意．→p12

・DDAVP 使用では飲水制限をする（体液過剰に注意）．→p22

・トルバプタンでは飲水制限を解除する．→p14

高 Na 血症

・5％ブドウ糖液は 300 mL/hr 以上のスピードで投与すると，高率に高血糖を生じ，浸透圧利尿を起こす可能性があるので，注意が必要→p35

低 K 血症

・K 補充はブドウ糖と一緒に入れない（ブドウ糖により K が細胞内に移動するため）．→p54

・アシドーシスの治療は K 補充の後とする．→p54

低 Ca 血症

・低 Ca 血症の治療は，低 Mg 血症があれば補正するが，Mg と Ca は析出するので，カルチコールと硫酸 Mg は一緒には入れない．→p66

・カルチコール® は注射に際しては血管外に漏出しないように注意する（末梢点滴は静脈炎に注意する）．→p69

- 低 Ca 血症補正の溶液にリン酸や重炭酸を含んではいけない．→p70
- 副甲状腺全摘術後は低血糖が生じることがあり，ブドウ糖輸液や頻回の血糖チェックをする．→p70

低 P 血症

- リン酸ナトリウムやリン酸 2 カリウムは，希釈して緩徐に投与し，Ca 含有製剤には混注しない．→p76
- 腎機能低下や高齢者では半量投与．→p77

低 Mg 血症

- 補充に当たっては，腎機能低下例では高 Mg 血症に注意が必要である（投与量 25 〜50％減量する）．→p82
- 大量の硫酸 Mg 投与にて血清 Ca 濃度が落ちることがあるので，低 Ca 血症の際は，Mg 投与速度を落として慎重に投与する．→p82
- 大量の硫酸 Mg 静脈投与により低 K 血症を増悪させる可能性があるため注意する．→p82
- 酸化マグネシウムや水酸化マグネシウムはアルカローシスをきたす可能性がある．硫酸マグネシウムは低 K 血症をきたす可能性がある．→p82
- マグネシウムはニューキノロンやアジスロマイシン，ミコフェノール酸モフェチルなどの経口吸収率を落とす可能性がある．→p82

【計算式・定義】

当直中や院内検査ですぐに出ないときに役立つ計算式．

◆血漿浸透圧（mOsm/L）[1]

$$= \underbrace{2 \times Na\ (mmol) + 血糖\ (mg/dL)/18}_{有効浸透圧} + \underbrace{BUN\ (mg/dL)/2.8}_{有効浸透圧ではない浸透圧}$$

◆尿浸透圧（mOsm/L）[2]

$$= 2 \times (尿\ [Na] + 尿\ [K]) + 尿\ BUN/2.8 + 尿\ glucose/18$$

◆単位の違い[3]

- mmol/L（mM）:
  mol/L は，溶液 1 L 中に溶けている溶質のモル（mol）数．1 モルの重さは，その物質の原子量や分子量のグラム数を表す．輸液では，この 1/1000 の単位の mmol/L（mM）が用いられる．

- mEq/L:

溶液 1 L 中に溶けている溶質の当量数．mEq/L＝mmol/L×電荷数．

- mOsm/L:

浸透圧を表す単位で，溶液 1 L 中に溶けている粒子の数．mOsm/L＝mmol/L×粒子の数．イオン化しない物質（ブドウ糖，尿素など）は，浸透圧はモル濃度に等しいが，イオン化する物質（塩化ナトリウム・塩化カルシウムなど）は，浸透圧はモル濃度より大きい（例: $CaCl_2$ 1 mmol＝3 mOsm/L）．浸透圧計で測定される時の単位は，mOsm/kg H_2O となるが，生理的な濃度範囲ではあまり差がないため，通常は mOsm/L が用いられている．

◆◆参考文献◆◆

1) 柴垣有吾．水代謝・ナトリウム代謝異常の診断と治療．より理解を深める！ 体液電解質異常と輸液．改訂 3 版．東京: 中外医学社; 2010．p.7-87.
2) 柴垣有吾．酸塩基平衡異常の診断と治療．より理解を深める！ 体液電解質異常と輸液．改訂 3 版．東京: 中外医学社; 2010．p.120-73.
3) https://www.otsukakj.jp/healthcare/iv/unit/

目 次

CHAPTER 2　診療における疑問・考え方 96

CHAPTER 3　腎臓内科専門医が在院していない時に
"電解質異常"の対応をするには

129

CHAPTER 4　症例で見る実際の対応

149

1 ···▶ 低 Na 血症

> **高度: <120, 中等度: 120～<130, 軽度: 130～<135 mEq/L[1]**

※ Na<125 mEq/L を高度とする文献もある[2].

1. まず急ぎの対応[1]

▬▶ **急性** (48 時間以内), **高度** (血清 Na<120 mEq/L), **症候性, 頭蓋内病変**の存在 (最近の頭部外傷, 頭蓋内手術・出血, 脳腫瘍, 占拠性病変) があれば, まず治療 (入院).

▬▶ 急性で症候性もしくは重度の症状 (**痙攣, 鈍麻, 昏睡, 呼吸停止**など) があれば, 6 時間以内に 4～6 mEq/L 血清 Na 値を上昇させる (もしくは症状が改善する最小値). 〔その後は, それ以上に Na 濃度が上昇しないように管理する (初日の Na 濃度上限は 10 mEq/L)〕

➡Chapter 1 の下記参照:

Na 上昇目標と上限☞**5**急性/症候性/高度の対応 (1) 目標・上限と状況に応じた治療 (17 頁)

3%食塩水の具体的なオーダー☞ **5** (2) 3%食塩水の具体的なオーダー (19 頁)

DDAVP 使用の判断☞ **5** (5) DDAVP (デスモプレシン) を併用するかどうかの判断 (21 頁)

尿量指示➡**5** (6) 尿量指示の出し方 (23 頁)

※ 3%食塩水での補正は中心静脈ではなく, 末梢点滴で可能！

▬▶ 上記以外では, 診断チャートを見ながら, 病態に応じた治療をする.

➡**2**低 Na 血症の鑑別 (4 頁) **3**主な鑑別病態別の対応 (12 頁) を参照

➡️ 一般的な状況におけるごく簡略化した考え方・動き方の参考目安（例えば，腎臓専門医不在時に患者さんが来た時に，非腎臓専門医が何を考えたらよいのか，ひとまず翌日までつなげられるような対応例．あくまで目安なので，状況に応じて適宜修正を）➡図1〜3.

```
尿[Na+K] ┌ >100mEq/L: 高い
         └ ≦100mEq/L: 低い

尿量     ┌ ≧100mL: 多い
         └ <100mL: 少ない

✎ 体液量・尿[Na+K]・尿量を考える.
```

図1 低 Na 血症の治療をする際に考えるポイントと目安

```
            ┌ 多→ フロセミド→ これに対して尿[Na＋K]；高→低なら,体液量を見ながら
            │                  どう変化するのか.          フロセミド反復
            │    ‒‒‒‒‒‒‒‒‒‒‒‒‒‒‒‒‒‒‒‒‒‒‒‒‒‒‒‒‒‒‒‒‒‒‒‒‒‒‒‒‒‒‒‒
            │    ↗尿[Na＋K]高: 高→低に転じる(過補正サイン)のが怖いので,
            │                   デスモプレシン(左右 1〜2push(2.5〜5μg) ずつ点鼻)を
            │                   併用
            │         ┌ ・血圧血糖チェック(副腎不全がないか)
  体液量 ─┤ 正常→ ┤ ・飲水制限 500〜1,000mL/ 日
            │         └ ・3% 食塩水 100mL 20 分かけて
            │    ↘尿[Na＋K]低: 尿量が多ければ,すでに ADH 分泌亢進が解除されている
            │                   可能性(アルコール・精神病薬変更・溶質摂取不足・多飲)
            │                   →輸液せず 1 時間後再検(ただし急性なら 3% 食塩水で治療:
            │                     症状消失・6〜8mEq/L・120mEq/L までが一応,治療
            │                     ターゲットの目安)
            │    ‒‒‒‒‒‒‒‒‒‒‒‒‒‒‒‒‒‒‒‒‒‒‒‒‒‒‒‒‒‒‒‒‒‒‒‒‒‒‒‒‒‒‒‒
            │    ↗尿[Na＋K]高: 高→低に転じる(過補正サイン)のが怖いので,
            │                   デスモプレシン(左右 1〜2push(2.5〜5μg) ずつ
            │                   点鼻)を併用
            └ 少→ 生理食塩水 20〜40mL/hr
                 ↘尿[Na＋K]低↗尿量多→生食終了
                              ↘尿量少→100mL/hr (例えば 400mL/4hr)以上
                                でドクターコール指示をかけながら生食継続
```

図2 高度低 Na 血症 （<125 mEq/L） の場合
〔Na<120〜125 mEq/L・有症状・無症候でも<120・進行性 （尿 [Na＋K]>血清 Na 値など）〕

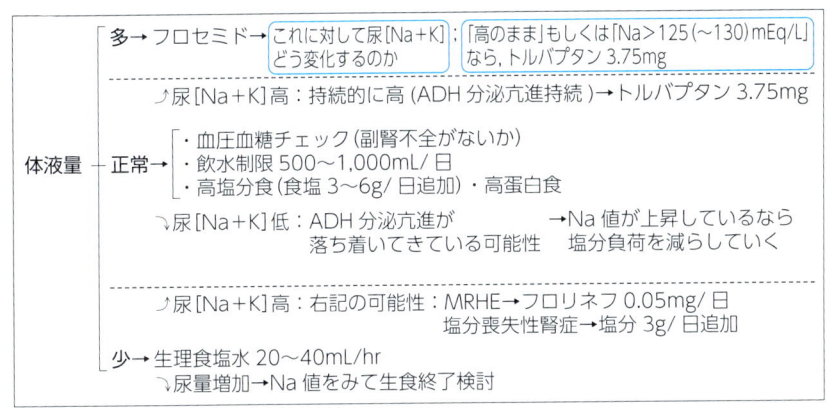

図3 高度ではない低 Na 血症（≧125 mEq/L）の場合
（Na＞120 mEq/L で無症候性・Na≧125 mEq/L）

※次のような患者は，当初軽症に見えても，急激に**脳ヘルニア**に進展しうる．

- 精神病・競技スポーツ（マラソン）・エクスタシーの使用に関連して水を多飲して急性に低 Na 血症を発症した場合．
- 女性や子供における術後の急性低 Na 血症．
- 頭蓋内病態（先述）を有する低 Na 血症．

※一方，下記のような状況では，値が低くても自然に Na 値が上昇すると予想される（**過補正リスクの可能性**もある）; 水摂取過剰，アルコール多飲（±溶質摂取不足），来院時に血管内容量減少があり，初療における輸液治療で血管内容量減少の状態は改善しそうな状況，精神病の薬を入院後に中止・減量した場合，嘔気・痛み・手術・薬剤性の要因が治まる可能性，副腎不全に対してステロイド投与後など．➡**5**（3）3％食塩水投与はしない方がよさそうな状況（20 頁）

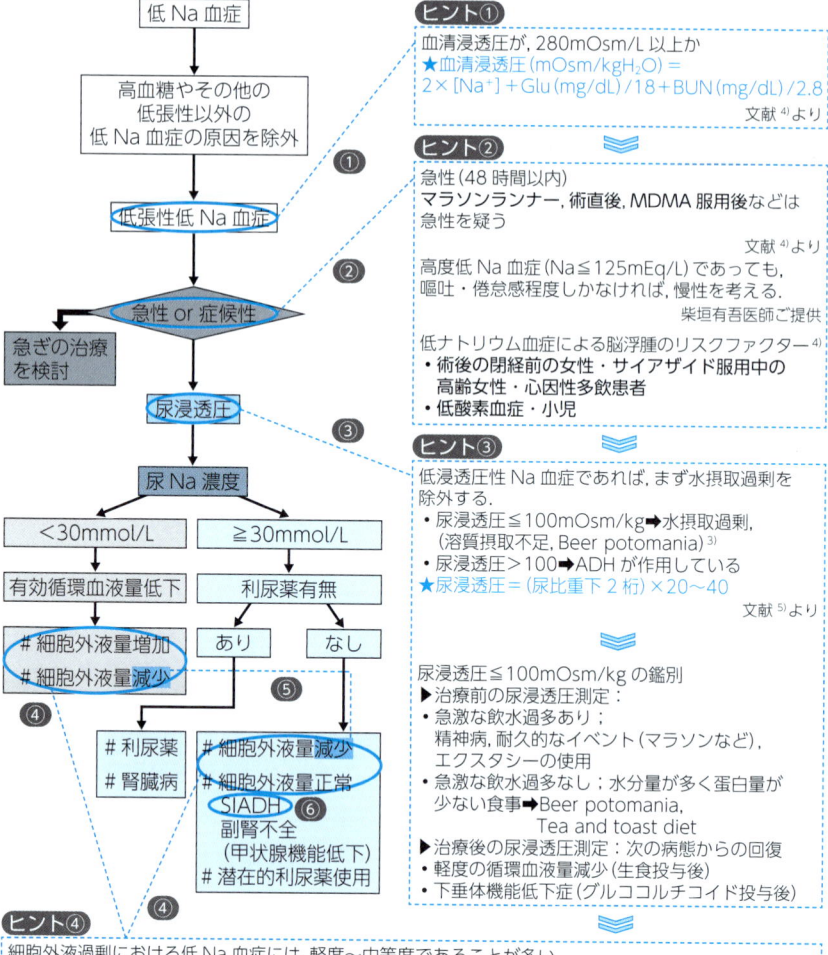

低 Na 血症

高血糖やその他の
低張性以外の
低 Na 血症の原因を除外 ①

低張性低 Na 血症 ①

急性 or 症候性 ②

急ぎの治療
を検討

尿浸透圧 ③

尿 Na 濃度

<30mmol/L	≧30mmol/L
有効循環血液量低下	利尿薬有無

<30mmol/L 側:
細胞外液量増加
細胞外液量減少 ④

利尿薬有無: あり / なし ⑤

あり:
利尿薬
腎臓病

なし:
細胞外液量減少
細胞外液量正常
SIADH ⑥
副腎不全
（甲状腺機能低下）
潜在的利尿薬使用 ④

ヒント①

血清浸透圧が, 280mOsm/L 以上か
★血清浸透圧（mOsm/kgH₂O）＝
2×[Na⁺]＋Glu（mg/dL）/18＋BUN（mg/dL）/2.8

文献 4)より

ヒント②

急性（48 時間以内）
マラソンランナー, 術直後, MDMA 服用後などは
急性を疑う

文献 4)より

高度低 Na 症（Na≦125mEq/L）であっても,
嘔吐・倦怠感程度しかなければ, 慢性を考える.

柴垣有吾医師ご提供

低ナトリウム血症による脳浮腫のリスクファクター4)
• 術後の閉経前の女性・サイアザイド服用中の
　高齢女性・心因性多飲患者
• 低酸素血症・小児

ヒント③

低浸透圧性 Na 血症であれば, まず水摂取過剰を
除外する.
• 尿浸透圧≦100mOsm/kg➡水摂取過剰,
　（溶質摂取不足, Beer potomania) 3)
• 尿浸透圧>100➡ADH が作用している
★尿浸透圧＝（尿比重下 2 桁）×20〜40

文献 5)より

尿浸透圧≦100mOsm/kg の鑑別
▶治療前の尿浸透圧測定：
• 急激な飲水過多あり；
　精神病, 耐久的なイベント（マラソンなど),
　エクスタシーの使用
• 急激な飲水過多なし；水分量が多く蛋白量が
　少ない食事➡Beer potomania,
　　　　　　　Tea and toast diet
▶治療後の尿浸透圧測定：次の病態からの回復
• 軽度の循環血液量減少（生食投与後）
• 下垂体機能低下症（グルココルチコイド投与後）

ヒント④

細胞外液過剰における低 Na 血症には, 軽度〜中等度であることが多い.
高度の低 Na 血症は細胞外液正常.
ADH の相対的・絶対的過剰による病態が多い.

柴垣有吾医師ご提供

《Volume expantion trial》➡Chapter 2-1 Q7
生食投与にて
• よくなれば➡細胞外液量減少
• 一時的➡痛みや嘔気による ADH 過剰

✓尿浸透圧<500mOsm/kg の SIAD では
　生食で血清 Na 値が上昇する.
✓生食で血清 Na 値が下がる人は,
　SIAD＋hypo など混合性が多い

文献 6)より

◆各鑑別ポイントにおけるヒント

フローチャート　ヒント① 血漿浸透圧が 280 mOsm/L か否かをみる．

　血漿浸透圧の結果がすぐに出ないときは，**血漿浸透圧（mOsm/kgH₂O）＝2×[Na⁺](mmol)＋血糖（mg/dL)/18＋BUN（mg/dL)/2.8 で計算**[4]．

・高張性低 Na 血症: 高血糖※，マンニトール，グリセオールなど．

・等張性（偽性）低 Na 血症: 中性脂肪，コレステロールの増加，パラプロテイン血症〔免疫グロブリン過剰（多発性骨髄腫など）〕などは，これらの非水成分を含めて，Na 濃度を測定することにより，全体ではみかけ上，低濃度と測定される．

※血糖は血糖値が 100 mg/dL より 100 mg/dL 上昇する毎に，2.4 mEq/L だけ血清 Na が下がる[4]．血糖は時間帯によって変動するので，いつとられた血糖か，タイミングは合っているか確認し，必要に応じて何回か確認する．

文献 9) の式だと覚えやすい．高血糖における補正 Na の計算式[9]

　補正 Na（mEq/L）＝血清 Na＋2×（血糖－100）/100（血糖: mg/dL）

※高中性脂肪血症における補正 Na の計算式[9]

　補正 Na（mEq/L）＝血清 Na＋（中性脂肪－100）/460（中性脂肪: mg/dL）

※高蛋白血症における補正 Na の計算式[9]

　補正 Na（mEq/L）＝血清 Na＋1.2×（蛋白－7）（蛋白: g/dL）

まず水摂取過剰を除外する．尿浸透圧がすぐに出ない場合は，以下で代用する．

1）尿浸透圧 = 2 ×（尿［Na］+ 尿［K］）+ 尿 BUN/2.8 + 尿 Glucose/18 を計算[10].

2）尿浸透圧 =（尿比重下 2 桁）× 20〜40　で代用する[5].

この尿浸透圧を使って，以下の鑑別を考える．

- 尿浸透圧 ≦ 100 mOsm/L➡水摂取過剰が疑われる．

低 Na 血症の形成と維持には，口渇の異常か尿自由水排泄能（尿希釈能）に異常がある．口渇感の異常亢進のみでは，心因性多飲やマラソン中の多量の水分補給以外には低 Na 血症は起こりにくい．自由水の排泄能力が 1 日 20 L 以上なので，心因性多飲は，1 日 20 L 以上飲水していると予想される[4]（☞ Case 1 ★）．ただし，これは腎機能が正常な若年者においてということと，溶質の摂取量にもよる（溶質が少ないと尿は多くできない➡Chapter 2・1 低 Na 血症 Q2『溶質摂取不足と言える根拠は？』96 頁）．

- 尿浸透圧 > 100 mOsm/L➡ADH が作用していると考えられる（☞ Case 4 ★）.

※尿浸透圧を 200 で割った値が，その際に分泌されている血漿 ADH 濃度に近似する[11].

（1）体液量の評価に必要な所見

身体所見※，IVC，心機能，FENa，尿 Cl（< 20 mEq/L で体液量減少疑い），FEUN（< 35 % で腎前性疑い，ただし，うっ血のこともあるので，X 線とも併せる）．

X 線うっ血所見，下大静脈・肝静脈・門脈・腎内葉間静脈を評価することで全身臓器のうっ血を評価するエコー評価法（VexUS）

※舌・腋窩乾燥，皮膚ツルゴール，毛細血管（中指）再充満時間の延長（> 4 秒），起立性低血圧（拡張期血圧の 15 mmHg 以上の低下・脈拍の 30 bpm 以上の増加），浮腫，頸静脈怒張など（詳しくは，文献 12 を参照）．

①外頸静脈から中心静脈圧の予想

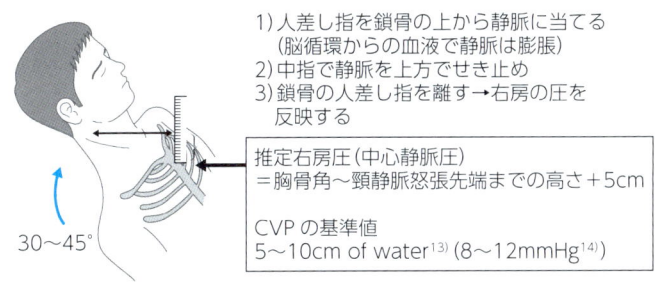

1) 人差し指を鎖骨の上から静脈に当てる
　（脳循環からの血液で静脈は膨脹）
2) 中指で静脈を上方でせき止め
3) 鎖骨の人差し指を離す→右房の圧を
　反映する

推定右房圧（中心静脈圧）
＝胸骨角〜頸静脈怒張先端までの高さ＋5cm

CVP の基準値
5〜10cm of water[13]（8〜12mmHg[14]）

30〜45°

図4 経静脈の取り方とカットオフ[12]
(Arch Intern Med. 2006; 166: 2132-7)
（文献 4,13,14,15 より作図）

②臥位での評価

　　仰臥位の場合，外頸静脈は胸鎖乳突筋との交点まで膨らんで見える．

　　・これより頭側まで怒張─循環血液量増加を疑う

　　・全く怒張が見られない─循環血液量減少を疑う

※肺高血圧，三尖弁閉鎖不全や肺疾患・胸腹水による胸腔内圧上昇などで右房圧
　は上昇しうる（詳しくは，文献4）柴垣有吾，著．より理解を深める！体液電
　解質異常と輸液．を参照）．

　次のエコー所見を用いると，体液量評価に有用である（詳しくは，文献16）レジ
デントノート増刊 Vol.23，2021．p.73-81「The VExUS Grading System」参照）．

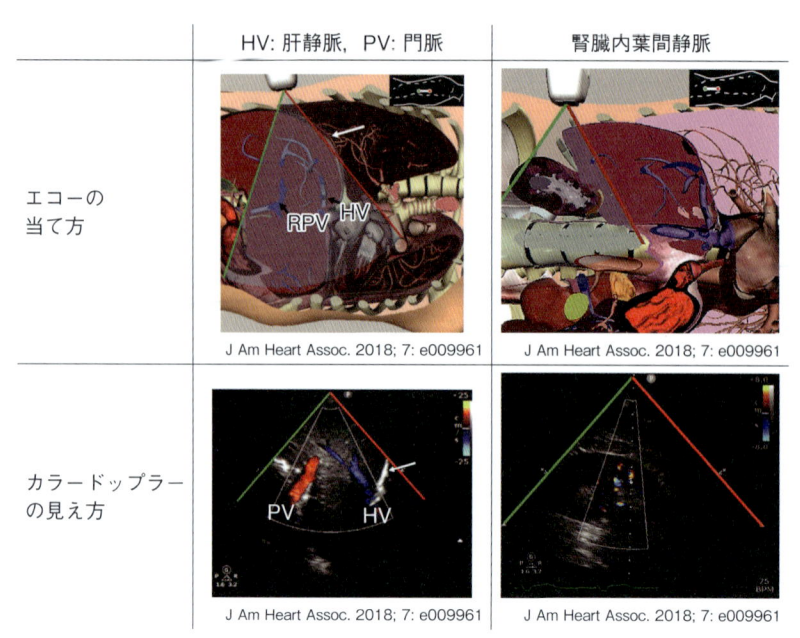

図5 肝静脈，門脈，腎内葉間動脈の血流の描出方法
（Beaubien-Souligny W, et al. J Am Heart Assoc. 2018; 7: e009961[17]）をもとに作図）

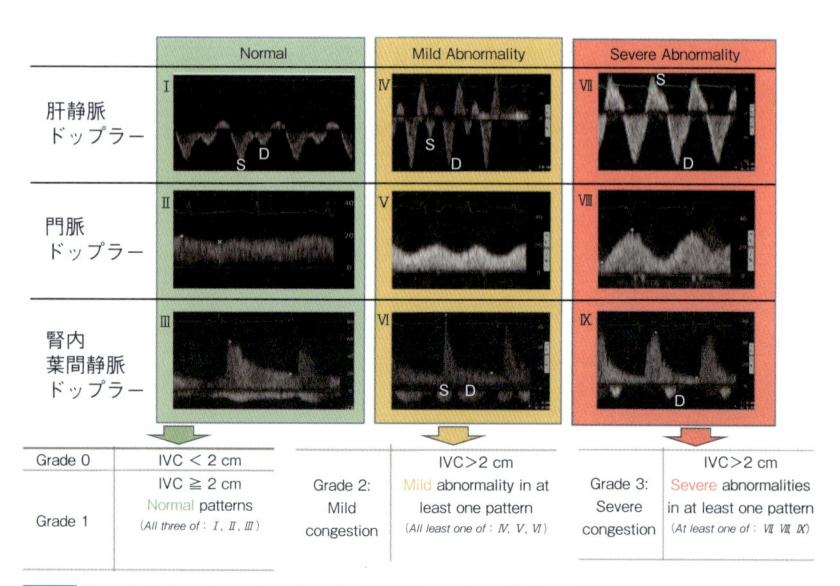

図6 肝静脈，門脈，腎内葉間静脈を用いた体液量過剰の評価
（Beaubien-Souligny W. et al. Ultrasound J. 2020; 12: 16[18]）をもとに作図）

（2）低 Na 血症の鑑別において，FENa 低下・尿 Na＜20（〜30）mEq/L の時　※1

➡嘔吐・下痢※2，胃液吸引※2，third spacing，火傷，K 欠乏[4)]を考える．

※1: 尿 Na＜30 mEq/L または FENa＜0.5％なら **Na 量の欠乏**が疑われる（**ただし，体液量過剰の時も FENa は低下するので，身体所見・胸部 X 線所見と併せて**）．

※2: 胃液は Na 60 mEq，K 10 mEq，腸液: 小腸液 Na 110 mEq，K 5 mEq，大腸液 Na 130 mEq，K 10 mEq〔低 Na 血症にも高 Na 血症にも鑑別に嘔吐・下痢が入っているが，どのように解釈・予測するか; 原則低張液の喪失のため，高 Na 血症になるが，飲水や（失う体液よりも相対的に）低張輸液が投与されれば，Na 濃度は正常にも低値にもなりえる〕．

ただし，以下のような状況では，尿 Na 濃度が鑑別に使いづらい[8)]．細胞外液量増加でも，有効動脈血液量減少のため Na 再吸収が亢進している時，減塩食を摂取している場合，ループ利尿薬やサイアザイド利尿薬により細胞外液量減少にもかかわらず Na 再吸収が妨げられている場合，高度腎機能障害のため自由水や Na 保持能が悪化している場合．

（3）低 Na 血症の鑑別において FENa 上昇・尿 Na＞20（〜30）mEq/L の時

➡利尿薬・浸透圧利尿※・塩類喪失性腎症・Addison 病を考える．

※浸透圧利尿や利尿薬，間質障害などでは，ヘンレループ上行脚での溶質再吸収の障害が起こり，希釈尿の生成障害によって低 Na 血症となる[4)]．〔一方，髄質内層高浸透圧の形成・維持（溶質再吸収の低下）の障害が起き，尿濃縮障害が起こると，浸透圧利尿によって高 Na 血症となる[4)]〕．

（4）細胞外液量の異常はないか？　（cf）Na 量＝細胞外液量，Na 濃度＝細胞内液量の調節）

➡急な心因性多飲症，エクスタシーなどの薬剤服用，全身麻酔，嘔気・痛み・ストレス・手術後，などの病歴で，24 時間以内に低 Na 血症が起きたと考えられる場合，バイタルサインが安定していれば，Na 濃度の異常のみの可能性が高い[7)]．

（5）体液量評価困難だが，細胞外液量減少が疑われる場合

➡例えば，1〜2 L の生理食塩水を 24〜48 時間かけて投与し，身体所見・検査所見を経時的に確認し，低 Na 血症が改善すれば，細胞外液量減少が低 Na 血症の原因の一部だったと予想できる[7,19]．もし，SIADH であれば生理食塩水は好まれないが，尿浸透圧が 500 mOsm/L 以下であれば，安全なことが多い[6]．

フローチャート ヒント⑥ SIADH

SIADH を疑う所見

- 尿浸透圧 > 100 mOsm/L なら ADH が作用していると考えられる[7]．
- 尿が十分出ていて，尿［Na + K］> 100 mmol/L なら水吸収が不適切に亢進していると考えられる[7]．（☞ Case 4, 9 ★）
- 血清尿酸 < 4 mg/dL なら水吸収過剰が疑われる[7]．
- FEUA を使った SIADH の予測: **FEUA**（= ｛尿 UA × 血液 Cr / 血液 UA × 尿 Cr｝）は利尿薬の有無にかかわらず有用である．カットオフ 12% 以上で SIADH の存在を予測可能であり，8% 以下では SIADH の除外に有用とされている[8]．
- 溶質摂取量低下，アルコール依存（Beer potomania），心因性多飲では，普段は尿浸透圧は低いことが多く，軽度の低 Na 血症を推移しているが，体調の変化で一時的に ADH 分泌が亢進し，急激に低 Na 血症が進行するという流れであることが多い．その際は受診時の尿浸透圧が上昇していることがある（小板橋賢一郎医師ご提供）．
- 例えば，悪性腫瘍等がある方で，食欲が低下して食べられないが，口渇などで水は飲める，というときは，SIADH を疑う．腎機能が良く，食事が食べられている（溶質摂取が十分）のであれば，尿浸透圧が低ければ，尿量は多いはずである．ADH 分泌が亢進していれば，尿浸透圧が高くなり，尿量が少なくなる．

オーベンからのアドバイス

　SIADH が一過性なのか，やや慢性的（永続的）なのかを最初に類推して対応に当たっています．ADH 分泌亢進低下が来るぞ来るぞと思いながら診療に当たると間違いが少なくなります．（ADH 分泌亢進低下が来る＝尿量が増えだす．これを予測して予め対応する→**DDAVP を使用しながら 3% 食塩水**など濃い輸液を使用するなど.）

SIADH の原因（文献 4）より抜粋（詳細は文献 4）p.71 を参照）

- 腫瘍（肺癌など）
- 中枢性（外傷，腫瘍，神経疾患など）
- 肺疾患（肺炎，COPD など）
- 薬剤
  - ─ADH アナログ
  - ─向精神薬
  - ─抗がん剤
  - ─その他（ACE 阻害薬，NSAIDs など）
- その他: 嘔吐，痛み，術後などのストレス，大腸内視鏡・心カテ後，アルコール離脱など

フローチャート　ヒント⑥

SIADH と鑑別を要する疾患

Cerebral salt wasting/ナトリウム喪失性腎症/MRHE や

Reset osmostat などの各定義の区別

(☞ Case 6 ★)

Cerebral salt wasting[4]─細胞外液量減少

頭蓋内病変による Na 利尿ペプチドなどの利尿ホルモンの分泌亢進による Na 利尿．Na バランスが負になっている．Na 喪失─細胞外液量減少─ADH 亢進: SIADH と同様の症状となる．

─（治療）Na バランスが明らかに負の場合は，フロリネフ 0.1〜0.3 mg/日を検討する（まずは少量から開始することが多い）．細胞外液量減少のため**水制限は禁忌.**

Na 喪失性腎症─細胞外液量減少

多くは慢性腎臓病における Na 保持能力の低下による．普段から Na を多量摂取していると，Na の尿細管での再吸収が低下し，尿中 Na 排泄量が増えた状態となる．このような人が入院や病気で Na 摂取量が減少すると，尿細管での Na 再吸収が増えるまでに時間がかかる（数時間〜1 日）ため，Na の尿中への排泄が持続し細胞外液量減少を伴う低 Na 血症となる[4]．

MRHE（鉱質コルチコイド反応性低 Na 血症）—細胞外液量減少[4]

　レニン-アンジオテンシン-アルドステロン系の反応性が低下し，Na 保持機構の作用不全となる．代償的に ADH が分泌され，低 Na 血症になる．高齢者に多い（特徴的な傾向などは明らかではないが，活気がない・血圧が低いなど下垂体・副腎不全で見られるような症状を呈している可能性はある）．SIADH と鑑別が難しいが，細胞外液量が若干低下している．

→（治療）高血圧や高度の冠動脈疾患がなければ，フロリネフ 0.1〜0.3 mg/日（例えば，フロリネフ錠 0.1 mg 0.5 錠から開始するなど）や高塩分食だが，**常に体液量が過少かどうかだけでなく，治療によって逆に過剰になっていないかなどの評価をしていく必要がある**．低 Na 血症の回復には時間がかかる．**水制限は脱水・血圧低下が起こるので禁忌**．

reset osmostat[4]

　ADH を分泌させる張度の閾値が正常より低くなっている SIADH の一亜型．その値以下に張度が低下すれば，ADH は抑制されるので，多くの場合 120〜130 mEq/L で安定している．症状がない限り，治療は必要ないことが多い．原因は，SIADH を起こす原因の他に，結核や頸椎損傷，低栄養などが多い．比較的安定した低 Na 血症の時に疑う．

nephrogenic syndrome of inappropriate antidiuresis: nephrogenic SIAD（NSIAD）[4]

　ADH V_2 受容体の活性型変異にて，腎性抗利尿症候群（NSIAD）が生じる．NSIAD は低浸透圧性低 Na 血症，体液量正常，低尿酸血症，内分泌異常がないなど，SIADH と臨床的には鑑別が困難だが，血漿 ADH が測定不能である点が大きな違いとなる．幼児に発症するため水制限も困難で，尿素（日本では高塩食・高蛋白食）での治療が行われている．

3. 主な鑑別病態別の対応

鑑別病態【1】細胞外液量増加

1）飲水制限

2）フロセミド（尿張度が half saline: 77 前後より高い場合や利尿が期待できる場合）

3）トルバプタン　➡5）トルバプタン（14頁）参照

鑑別病態【2】SIADH
1）飲水制限
2）経口 NaCl
3）濃い輸液
4）低用量ループ利尿薬
5）トルバプタン

1）飲水制限

- 水分量の目安: 輸液も含め 800 mL/日以下
  - ・計算方法[4]

    一般には **1 日約 500〜1000 mL** としていることが多い.

    1 日の水制限量（食事＋飲料）の目安＝[体重（kg）×10（mOsm/kg）]÷尿浸透圧（mOsm/L）

    ※ 1 日の成人の溶質排泄量は 10 mOsm/kg. SIADH などでは，尿が希釈できないため，1 日の最大自由水排泄量が少なくなり，それを上回る量の自由水が入ると，低 Na 血症が進行する. ➡Chapter 2-1. 低 Na 血症 Q13『SIADH において飲水制限の指示はどのように決めている？』（101 頁）参照.

  - ・尿浸透圧＞500 mOsm/kg・H_2O もしくは，Furst の式; 尿［Na＋K］/血清 Na＞1.0 の場合，水分制限の反応は乏しいとされている[20]. SIADH や Beer potomania で効果が出にくいことが多い，精神疾患では出やすいことが多い.
  - ・飲水制限のやり方と，どのような状況で飲水制限がうまくいかないか[21].
    ➡Chapter 2-1. 低 Na 血症 Q13『SIADH において飲水制限の指示はどのように決めている？』Q14『飲水制限だけではうまくいかない状況はどんなときか？』（101 頁）参照

2）経口 NaCl

　　相対的に低張な輸液をしないことと，塩分 3〜12 g の追加を検討する. 食事や内服処方の塩分の追加は，**体液量過剰に注意する**（開始時に体液量過剰がないか，その後体液過剰になっていかないかフォローする）. **すぐに解除されない（治まらない）であろう ADH 分泌亢進の病態で検討する**（☞ Case 9 ★）. 例えば，

・すぐ解除されうる SIADH➡精神疾患，痛み・嘔気など
・解除されないであろう SIADH➡がんや慢性肺疾患など．原因となりうる抗うつ
　薬などを内服し続ける状況（☞ Case 4 ★）
などが考えられる．

3）濃い輸液

　慢性管理的には，濃い張度のものを入れないと上がらないことが多い．基本的
に濃いものを少量投与すると Na 値が上がりうる．

4）低用量ループ利尿薬

　ADH 分泌が亢進している病態で，フロセミドの方を使おうとする状況は以下の
ようである；尿張度が高く，これを half saline の尿張度にすることで血清 Na 値を
上げうると予想される場合や，尿量が明らかに少なく，ループ利尿薬による利尿
効果が期待される場合．体液量が過剰である際には，尿を half saline にすること
で濃い輸液をするメリットがあると考えられる．高度腎機能障害や高度心不全で
はループ利尿薬は効きにくい．ループ利尿薬は，思ったほど尿の張度は下がらず，
半減期が短い（効いていないと張度の濃い尿が出る）．（一方，トルバプタンは，か
なり薄い尿（1/4〜1/5）が出て効果が高い．Na 過補正のリスクを避けるため，あ
る程度 Na を上昇させた後に投与する．トルバプタンは，腎機能が良いと逆に Na
が上昇しすぎるおそれがあり，食欲・飲水ともにできない時に Na 値が上がりす
ぎて危険である）．

5）トルバプタン

　急性期を脱した SIADH（特にがん患者など **ADH 分泌がベースに亢進**している
方）で，**細胞外液量減少がなく，適切な飲水ができる方**に検討する．トルバプタ
ンによる血清 Na 値上昇の予測は難しいので，**入院で頻回に値を確認しながら調
整することが重要である（飲水制限を解除する）**（☞ Case 6 ★）．添付文書には，
効能別に Na 値再検時間の目安が記載されている．実際には，血清 Na 値上昇は尿
量によっても大雑把な予測は可能なことが多い．尿量が多ければ，血清 Na 値上
昇も大きいが，CKD ステージ 4 以上では，尿量が大幅には増えないので，頻回に
測定する必要はないことが多い．例えば投与後に 3〜6 時間（尿量がかなり増え
れば 3 時間後）に測定して，その上がり方でその後の測定頻度を考えるというや

り方が有用であることが多い.

　Chapter 2-1. 低 Na 血症 Q15 『急性期を脱した後，どのように 3%食塩水から切り替える？』(102 頁) 参照)

鑑別病態【3】副腎不全が疑われるような状況（例えば，血圧低値・低血糖・高 K 血症・好酸球増多・ステロイドユーザーなど）では検査（rapid ACTH など）やフロリネフを検討する．フロリネフ使用時は，血圧上昇や体液量増加に注意（体液量増加していそうな方には使いづらい）する．例えば 0.1 mg 半錠からなど少量からの使用を検討する〔添付文書では 1 日 0.02〜0.1 mg（1 錠）を 2〜3 回に分けて経口投与するとある〕.

鑑別病態【4】循環血液量低下
　1) 0.9%食塩水 or リンゲル液を 0.5〜1.0 mL/kg/hr.
※血行動態不安定なら急速輸液による蘇生を優先する（Na 過補正のリスクよりも優先する）.

4. 初期対応[7]

(1) 治療

(1) 重症症状（嘔吐，心肺窮迫，異常で深い傾眠傾向，てんかん，昏睡，かつ Na＜130）があるか？
　あれば➡①3%食塩水 100〜150 mL を 20 分かけてボーラス投与．②次の 20 分後に Na 値を確認しながらもう一度投与を検討する〔目標・上限は➡ 5 (1) 目標上限と状況に応じた治療（17 頁）〕．①と②を 2 回繰り返すか，あるいは血清 Na 濃度が 5 mmol/L 上昇するまで繰り返す．〔重症の症状（痙攣，重症意識障害，無反応）がある患者は，血清 Na 濃度をはじめの 6 時間で 6 mmol/L 補正しその後の 18 時間は補正を止める〕．詳しくは文献 7)を参照．
　※意識障害の原因が他にないかどうかについても，AIUEO Tips で鑑別する.

(2) 中等度の症状（嘔吐を伴わない嘔気，錯乱，頭痛）があるか？
　原因があれば原因排除※，3%食塩水 100〜150 mL を 20 分かけて，を 1 回のみ，その後 24 時間で 5 mmol/L 上昇を目指す.

※溶質不足，飲酒，アルコール離脱や，硬膜下血腫など原因がはっきりしているもの[22]．

(3) 急性（低 Na 血症）(48 時間以内) がはっきりしているか？

例えばマラソンランナー，自分で大量の水を飲んだ水中毒や手術後，メチレンジオキシメタンフェタミン（エクスタシー）服用後などは急性を疑う．

急性低 Na 血症のために痙攣や昏睡を起こしている患者には血清 Na 濃度 4～6 mEq/L の上昇が適切で，3% NaCl 100 mL あるいは 2 mL/kg の投与を必要なら 2 回静注する．嘔吐，心肺窮迫，異常で深い傾眠傾向，てんかん，昏睡などの重症症状があれば，その症状の原因が低 Na 血症である可能性が高ければ，急性でも慢性でも治療をはじめの 1 時間で施行する．

※特に月経前の術後の低 Na 血症はてんかんを起こし危険である[7]．

※点滴側での採血をしていないかなどエラーも確認することが重要．

(4) 症候性ではなく，48 時間以内の経過とは言い切れない，Na 120 mEq/L 以上である➡時間的余裕はあるので，鑑別しながら治療する．➡**2**低 Na 血症の鑑別（4 頁） **3**主な鑑別病態別の対応（12 頁）参照

(2) 問診—どんな情報を集める必要があるか—

急性症候性・急性無症候性・慢性症候性・慢性無症候性のどれか．

症候性であれば 3% 食塩水などの急ぎの治療．

無症候性でも例えば 120 mEq/L 未満では，持続 3% 食塩水等の治療を検討する[23]．

- 家でどうだったか．体調変化．
- 薬剤（例えば利尿薬や精神病薬など）はいつ開始・変更になったか．変更と症状の前後関係はどうか．
- 食欲/飲水（例えば Beer potomania での低 Na 血症の発症は週の単位のことが経験的には多い）．
- 体重変化・血管内脱水がありそうか: **初療により血管内容量が満たされた時に ADH 分泌亢進が止まり Na が急激に上昇しうる．体重減少の目安: 食事なし（例えば点滴のみ）では 0.3 kg ずつ減少する**[24]．(☞ Case 2 ★)
- 飲酒の有無・量
- 真水の過剰摂取があるか
- 運動（マラソン）直後か

（3）取り急ぎの検査項目

［血液］血糖，中性脂肪，LDL，IgG，Na，Cl，K，Ca，P，血漿浸透圧，尿酸（SIADH の有力な手がかりとなる），甲状腺ホルモン，肝酵素，BNP（or NTP-proBNP），AVP，ACTH，コルチゾール，レニン，アルドステロン（BNP 以外のホルモンは当日出ないので，翌朝でも）を含む採血.

［尿検査］尿浸透圧，尿一般，尿 Na・K・Cl・UA・UN，尿蛋白定量

［指示］尿量測定，飲水測定，体重測定

（4）緊急治療と同時に考えること[7]

1）副腎不全はないか（血圧，血糖など）

2）腎機能異常はないか

3）甲状腺機能

4）内服薬は？

5. 急性/症候性/高度の対応

（1）目標・上限と状況に応じた治療

表1 血清 Na 値の目標と上限

Na 上昇	
目標	● 症候性かつ急性や，重症症状では，数時間～6 時間以内に 4～6 mEq/L 上昇させる[1,7] ● 欧州ガイドライン[3]: 5 mEq/L/24 hr ● 米国ガイドライン[21]: ヘルニア予防; 4～6 mEq/L 　　　　　　　　　　 ODS high risk; 4～6 mEq/L 　　　　　　　　　　 ODS normal risk; 4～8 mEq/L
上限	● 8 mEq/L/day[1] ● 欧州ガイドライン[3]: 初めの 24 時間は 10 mEq/L まで 　　　　　　　　　　 その後の 24 時間毎 8 mEq/L まで ● 米国ガイドライン[21]: 　ODS high risk: 8 mEq/L/24 hr 　ODS normal risk: 10～12 mEq/L/24 hr 　　　　　　　　　　 18 mEq/L/48 hr ※ 8 mEq/L/day 以下でも ODS は発症しうる[25,26]

★ Na 4～6 mEq/L を目標とするのが症状解除に十分かつ安全.

表2 低 Na 血症の状況と治療（文献 1）より作成）

病態			治療	
急性	症候性		・3%食塩水 100 mL を 10 分以上かけて〔症状持続なら計 300 mL まで 100 mL ずつ追加（目安としてこれらを 30 分の間に）〕or ・3%食塩水 150 mL を 20 分以上かけて	
	無症候性		・3%食塩水 50 mL を投与　1〜2 時間後に再検 ＊ただし水利尿により Autocorrecting な病態〔後述 ➡Chapter 1 5 (3)〕では, 高張食塩水は投与しない. ＊水中毒は遅れて水の吸収が起こり低 Na が進行しうる. ＊Na≧130 なら低 Na 血症による症状は出ないため 3%食塩水は必要ないが, さらに低下しないか確認は必要.	
慢性	重症症状 or 頭蓋内病変あり		・3%食塩水 100 mL を 10 分以上かけて〔症状持続なら計 300 mL まで 100 mL ずつ追加（これを 30 分の間に対応）〕or ・3%食塩水 150 mL を 20 分以上かけて. Na が 4〜6 mEq/L 上がらなければさらに 150 mL 投与.	
	無症候性 or 中等度の 症状 頭蓋内 病変なし	Na＜120 ・3%食塩水を 15〜30 mL/hr で開始もしくは, ・3%食塩水 1 mL/kg（最大 100 mL）を量を調整しながら 6 時間毎にボーラス投与	急速に Na 値が上昇しうる ➡※ A	・3%食塩水の治療に加えて, 治療開始時よりデスモプレシンを使用（生食を使用する際は Na が 4〜6 mEq 上がってからデスモプレシンを使用する）. ＊デスモプレシンが効いていれば 6 時間毎の Na フォローで十分なことが多い.
			急に Na 値が上昇しなさそう	・デスモプレシンを使わないことが多い. （慢性的に SIADH の状態にある時や心不全・肝硬変ではデスモプレシンは使用しない）
		Na＞120	・外来管理可能 ・ODS リスク＋尿崩症に対するデスモプレシンによる低 Na は, 高度 Na 低値でなくても ODS になりうるので注意	
		Na 130〜134	・高張食塩水は使わない ・可能なら低 Na にする薬剤や原因の休止や, 飲水制限, 低張輸液の中止, 食事塩分摂取の増量	

※ A: 低 Na 血症の原因のうち, 急速に改善しうる病態の例; 血管内脱水, 副腎不全, 術後や痛みや薬剤性の一過性の SIADH, サイアザイド関連低 Na 血症, 尿崩症でデスモプレシン誘発低 Na 血症になった場合など. これらは, 病態が改善したり要因がなくなったりすることや治療介入などで ADH 分泌亢進が治まり, **急速に改善しうる**（詳細は 20 頁）.

(2) 3%食塩水の具体的なオーダー

[3%NaCl の作り方]（電解質セミナー 龍華章裕医師ご提供）

1) 0.9%生理食塩水 80 mL＋10%食塩水 20 mL×1 本＝2.7%食塩水（≒460 mEq/L）

2) 0.9%生理食塩水 400 mL＋10%食塩水 20 mL×6 本＝3%食塩水（510 mEq/L）

[3%NaCl の投与方法]

・ボーラス投与

　投与例）3%食塩水 100 mL を 20 分かけて

・持続静注（3%食塩水開始量の目安）[4]

　痙攣・昏睡あり➡2 mL/kgBW/hr で開始，1 時間毎に血清 Na 値を確認して必要に応じて減量していく．

　痙攣・昏睡なし➡0.5 mL/kgBW/hr で開始．

　　その後の血清 Na 変化量をみて最大 2 mL/kgBW/hr 程度まで必要に応じて増量調整．

★3%食塩水の速度の決め方で，X 時間後の変化を予測するときに，次のような式がある．

　（寺下真帆医師ご提供）

　例えば，体重 50 kg 男性

　血清 Na 110 mEq/L

　尿 Na 120 mEq/L

　尿 K 50 mEq/L

　尿量 50 mL/h（0.05 L/h）の時，8 時間後に 112 mEq/L（1 日 6 mEq/L 上昇）にするにはどうしたらいいか（＝8 時間後に＋2 mEq/L の上昇）．

①尿による Na の変化〔Adrogue－Madias 式（AM 式より）〕

　$\Delta Na = \{110 - (120 + 50)\}/\{(50 \times 0.6) - 1\} \times 0.05\ L/h \times 8h = -0.8$

②輸液による Na の変化: 例えば 3%NaCl 1 L 投与による変化は（AM 式より）

　$\Delta Na = (510 - 110)/\{(50 \times 0.6) + 1\} = 12.9\ mEq/L$

③8 時間後 112 mEq/L にするには，輸液で 2.8 mEq/L 上昇を目指せば良いので，2.8/12.9×1000÷8h＝27 mL/h　で投与すると計算する．

　ただし，

- 計算した時と同じ濃度・同じスピードで尿が出続ける，ことを前提としている．
- そもそも，上記の前提が成立していたとしても血清 Na 値が変化し続けていくので，計算通りにならない．

といった問題点があり，計算通りにいかないこともあるが，輸液量を決める時の参考になる．

※私見: 市中病院で夜間頻回に採血採尿などが現実的でない場合は，昼間に 3 % 食塩水で血清 Na 値を上昇させて，夜間は 3 % はなるべく控えて（急性で入院したばかり・重症症状あり，でなければ），過補正になりそうなら DDAVP で夜間（AVP 分泌が抑制されやすいと考えられている）は尿を止めるのが無難と考えられる．

（3）3%食塩水投与はしない方がよさそうな状況＝自動的に補正されうる病態（＝低 Na 血症がすぐに reversible となる原因病態）[1]

- 水摂取過剰やアルコール多飲など，来院・入院後に free water の intake がなくなるような状況（☞ Case 1 ★: ただしこの症例は急性のため高張食塩水で補正した）．
- 溶質摂取不足（尿 Na < 30〜40 mEq/L のことが多い）でアルコール多飲（☞ Case 10 ★）．
- 血管内容量減少において，血管内容量が満たされたら ADH 分泌亢進がなくなりそうな状況（☞ Case 2, 11 ★）．
- 精神病の薬を入院後に中止や減量をすると，ADH 分泌亢進がなくなりそうな状況．
- 嘔気がおさまって ADH 分泌亢進がなくなりそうな状況．
- 副腎不全による低 Na 血症（高 K 血症・低血糖・好酸球増多・血圧低下の有無を見る）．このような患者に対して副腎ステロイドを投与すると，ADH 分泌が抑制されて，水利尿を起こす．
- 一過性の SIADH による低 Na 血症（手術，痛み，薬剤性）．
- サイアザイド関連の低 Na 血症（内服で ADH が亢進するが，利尿薬をやめることで，最大希釈尿の排泄能が復活するため）．
- デスモプレシン誘発（尿崩症に対してデスモプレシンを使用し低 Na 血症になった場合，デスモプレシン中止により Na が上昇するリスクが高い．そのため，Na > 120 mEq/L であってもデスモプレシンを継続する）．

〔※逆に，Na 値がゆっくり上がりそうな状況；甲状腺機能低下症に対する甲状腺薬補充，例えば結核や髄膜炎に対する治療や長時間作用薬の中止など SIADH をきたす原因が徐々に逆転（改善）するような状況[1]〕．

　上記自動的な Na 補正が起こる状況は，低 Na 血症の原因がなくなると，次のような所見から血清 Na 値の上昇が予想されることが多い．
- 尿量増加
- 尿が希釈される（尿比重 < 1.005，尿浸透圧 < 200 mOsm/L，尿 Na + K が血清 Na 値の半分以下になる）．（☞ Case 1 ★）

※ ODS のハイリスクとなる患者[1]
- 血清 Na ≦ 105 mEq/L（最近は ≦ 115 mEq/L）
- 低 K 血症の併存
- アルコール多飲
- 低栄養
- 肝障害

（4）具体的な補正計算方法
☞ ≪Edelman の式による具体的な調整≫

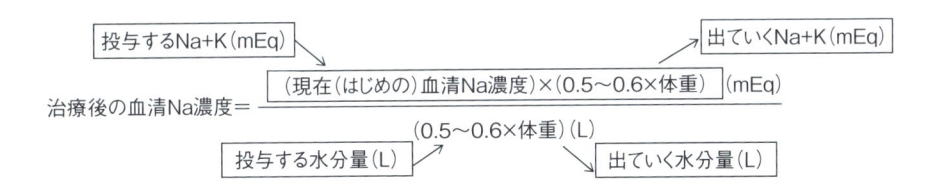

　例えば，▲時間後に採血採尿を再検する場合，
　投与する量は，{投与速度（mL/hr）× ▲時間}/1000（L）の水分量と，そのなかに含まれる Na + K（mEq）を挿入し，出ていく尿量は，{時間当たりの尿量（mL）× ▲時間}/1000（L）と，そのなかに含まれる Na + K（mEq）というように，計算する必要がある（つい 1 日尿量などで計算してしまいがちであるが）．

（5）DDAVP（デスモプレシン）を併用するかどうかの判断[1]
・DDAVP を使用して尿を止めた方（尿量を抑えた方）が安全な状況

- ─ODS リスクが高い: 先述
- ─ 過補正リスクが高い（➡Chapter 2-1. Q12『ADH の分泌が亢進している病態において，過補正になりそうなリスクはどう判断しているか？』(101 頁)): (UpToDate[1]))
- ─自動的に Na 値が補正されうる状況➡ **5** (3)（20 頁）を参照
- ・注意点:
- ─DDAVP 使用では飲水制限をする.
- ─慢性的な SIADH（ADH 分泌が止まりにくい）では使用しない.
- ─心不全・肝硬変（体液量が多い）では，デスモプレシンを使用することで Na 補正に必要な高張食塩水の投与量を増やしてしまうことと，過補正のリスクが低いため，これらの患者では，デスモプレシンを使用しない.
- ・DDAVP の投与方法
- ─**点鼻: 1 回 5～10 μg（片方の鼻に 1～2 プッシュずつ計 2～4 プッシュ）を 8～12 時間毎**[27,28]（添付文書では 1 日 1～2 回で適宜増減）

  （1 プッシュ＝2.5 μg）

  デスモプレシンは最大濃度になるのに 42±31 分: 1 時間位で効果が出る. 半減期は 153＋122 分[28].

  尿量が減れば（「尿を止めたい」などの言い方をする），デスモプレシンの効果があると判断する.
- ─経静脈 or 皮下注射[1]

  1～2 μg を 6～8 時間毎（24～48 時間まで，Na 125 mEq/L になるまで併用）
- ・具体的方法例: 例えば，50 mL の生理食塩水に上記量を入れて，15～30 分かけて投与〔添付文書では 1 管 1 mL 中に 4 μg を有する. 生理食塩液約 20 mL に希釈し，10～20 分かけて緩徐に静脈内投与する（注: 添付文書の投与量は他疾患の量)〕.

※DDAVP その他: ➡Chapter 2-1. 低 Na 血症 Q18『過補正に対する予防（DDAVP）と対応（DDAVP，ブドウ糖）は？』(5) DDAVP（104 頁）参照

〈具体的な DDAVP の使用方法〉

- 昼は 3％食塩水で Na 値を上げて，午後に Na 値・尿（Na＋K）を再検し，確認して，夜は過補正リスクがありそうなら〔リスクの有無＋尿量がこの後増えてきそうである＋尿（Na＋K）が下がり傾向〕，DDAVP で夜は尿量を抑える（AVP の作用で尿量が少なくなる)(3％食塩水は昼間のみ使用).

- 3% 食塩水を使いながら DDAVP 使用: 血清 Na < 120 mEq/L で，かつ急速に補正されるリスクや ODS のリスクがある時に，DDAVP を 6〜8 時間毎に 2〜4 μg（経静脈もしくは皮下注）投与しながら 3% NaCl 100 mL ボーラス投与もしくは 3% NaCl 1〜1.5 mL/kg を 6 時間かけて（血清 Na が 6 時間毎に 1 mEq/L までの上昇となるように）投与する[23].

(6) 尿量指示の出し方（詳細は後述➡Chapter 2-1．低 Na 血症 Q18『過補正に対する予防（DDAVP）と対応（DDAVP，ブドウ糖）は？』(3) 尿量指示の出し方，103 頁）

- 100 mL/hr で尿量が出始めたら Na 過補正のリスクと考える．
- 例えば「**400 mL/4 時間尿量出たらドクターコール**」としておくのが現実的である．

(7) 5%ブドウ糖を使った Na 過補正リバース（＝再度 Na 値を低下させる）の速度の決め方

　薄い尿が大量に出て，血清 Na が過補正になっており（なりそうであり）Na 値の値をリバースしたい時（※）は:（☞ Case 10，11 ★）

例）時間尿量を計算し，その速度以上の 5%ブドウ糖を投与（経験的方法）

例）1 時間かけて 10 mL/kg のブドウ糖液 ± デスモプレシン検討（**心不全リスクではデスモプレシンにより尿量が減るので体液過剰に注意**）

- 例えば，夜は血清 Na 値が上がりそうだから夜は 5%ブドウ糖にしておくなど（朝から日中にかけて Na 値を上げて，夜はゆっくりな Na 値の上昇にするなど）

※例えば，体液量が減少（血管内脱水）することによる低 Na 血症の人が，血管内容量が満ちてきたら，ADH 分泌亢進がおさまり，薄い尿が出続けるなどの時．

6. 慢性/無症候性の治療

《治療開始時の尿量・尿所見の解釈》[4]

①低 Na 血症は現在も進行しているかをみる．

　尿（Na + K）> 血清 Na（+ K）: 自由水排泄障害があり，低 Na 血症は進行しうる．

　尿（Na + K）< 血清 Na（+ K）: 自由水排泄あり，低 Na 血症は改善しうる．

- 輸液［Na + K］> 尿［Na + K］で輸液量と尿量が同じなら血清 Na 濃度は上がる（要

考慮: 経口摂取，経鼻胃管チューブからの投与，多量の腹水や胸水，ドレーン，大量の不感蒸泄など）

- 排泄されている Na + K の総量と同等の Na + K を排泄されている水分量より少ない水分で補うと低 Na 血症は改善する[7].

②基本的に輸液（Na + K）＞尿（Na + K）で治療.

しかし，尿（Na + K）が低下して，薄い輸液に切り替えなければいけない状況に注意する.（➡Chapter 2-1.　低 Na 血症 Q10『基本的に濃いものをいれるが，尿 Na + K が低下して薄い輸液に切り替えなければいけない状況，もしくは入院時に濃い輸液を入れなくても Na が上昇しそうな状況は？』100 頁参照）.

③考え方の基本

「低 Na 血症の治療は，濃いものを入れる，薄いものを出す」というのが補正の基本となる.　そのために濃い輸液，溶質（エルネオパ® など），サムスカ® などを使用する.

7. 具体的な病態別の対応

（1）乏尿か無尿➡体液量減少の時[7]

➡バイタルサインが不安定な場合，生食 1〜2 L を 1〜2 時間かけて点滴し，反応をみる.　バイタルサインが安定してもまだ無尿の場合，頻回に Na をみながら 6 時間で 4〜6 mEq/L 程度の上昇を目標にして治療開始，24 時間では 6〜8 mEq/L の上昇とする.　肺水腫に注意.

（2）尿量十分で，尿［Na+K］＞100 mmol/L の時[7]

➡水吸収が不適切に亢進している.　3% NaCL で緊急的な低 Na 血症を脱したら，最初の 24 時間の補正は 6 mEq/L 以下とする.　最初の 6 時間で既に 6 mEq/L 上昇したら，その日は血清 Na 濃度を上昇させない.　そのためには，尿量と同じ量で，尿［Na + K］の濃度と同じ濃度の輸液を投与する.

（3）尿量は十分出ているが，尿［Na+K］＜約 30〜60 mmol/L と低い時

・尿［Na + K］濃度や尿浸透圧が大きく変動する時
・十分な NaCl を補液したいができない時
・低 K 血症で十分な K 量を補充したいができない時

➡DDAVP を 8 時間毎に点鼻し，尿張度を高めに設定すると管理がしやすい（特に OSD リスクある方）．NaCl や K を十分投与したい時，尿張度を高くすると，補充による血清 Na 濃度の変動を緩やかにできる[7]．

（4）Na 量の調整も障害されている状況（cerebral salt wasting や塩分喪失性腎症）[7]

➡大量の Na と輸液を必要とする．フルドロコルチゾンも有効．尿量が多いからといって，尿量を少なくしようと DDAVP を使うと，急激な水吸収をきたし重症低 Na 血症をきたして**致死的となりうる**．このような Na"量"の調整が障害されているかをみるには，血圧低下や細胞外液減少の所見を確認する．

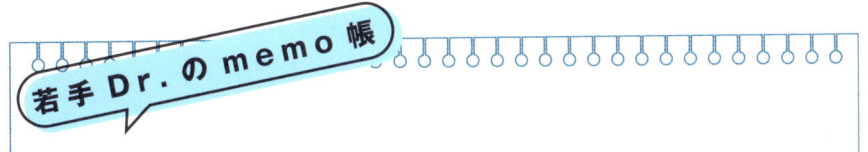

若手 Dr. の memo 帳

よく使う治療の具体的オーダー一覧
〜今更聞きづらいが，調べるのに若干時間がかかる具体的オーダー〜（再掲）

☑ 3%NaCl の作り方:
1) 0.9%生理食塩水 80 mL＋10%食塩水 20 mL×1 本＝2.7%食塩水（≒460 mEq/L）
2) 0.9%生理食塩水 400 mL＋10%食塩水 20 mL×6 本＝3%（510 mEq/L）

☑ 3%NaCl の速度の目安:
▶ボーラス投与: 投与例）3%食塩水　100 mL 20 分かけて
▶持続静注（3%食塩水開始量の目安）
　痙攣・昏睡あり➡2 mL/kg/hr で開始，1 時間毎に血清 Na 値確認して必要に応じ減量．
　痙攣・昏睡なし➡0.5 mL/kg/hr で開始．その後の血清 Na 変化量をみて最大 2 mL/kg/hr 程度まで必要に応じて増量調整．

☑ DDAVP の投与方法:
▶点鼻: 1 回 10 μg（片方の鼻に 2 プッシュずつ計 4 プッシュ）を 8〜12 時間

毎（1 プッシュ＝2.5 µg）

▶経静脈 or 皮下注射: 1〜2 µg を 6〜8 時間毎（24〜48 時間まで，Na 125 mEq/L になるまで）; 具体的方法例: 例えば，50 mL の生理食塩水に入れて，15〜30 分かけて投与.

☑ **尿量指示の目安:**「400 mL/4 時間尿量出たらドクターコール」など（100 mL/hr が過補正のリスクとなる）.

☑ **飲水制限の目安:**
一般には 1 日約 500〜1000 mL としていることが多い.
1 日の水制限量（食事＋飲料）の目安
$$= [体重（kg）×10（mOsm/kg）] ÷ 尿浸透圧（mOsm/L）$$

☑ **Edelman 式:**

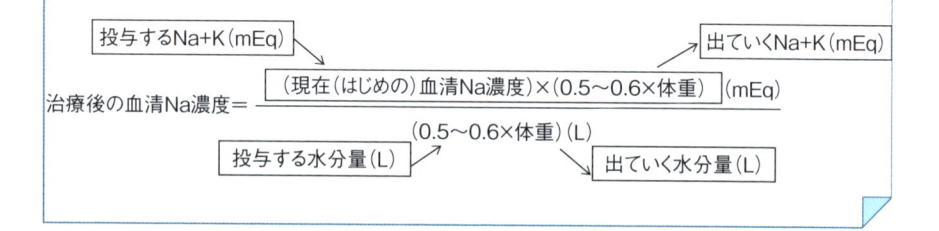

文献

1) Sterns RH. Overview of the treatment of hyponatremia in adults. UpToDate. Last updated. Sep 19, 2023.
2) 向山政志, 柳田素子. 低ナトリウム血症. 今日の問診票. （更新日 2019-07-31）
3) Spasovski G, Vanholder R, Allolio B, et al. Hyponatraemia Guideline Development Group. Clinical practice guideline on diagnosis and treatment of hyponatraemia. Eur J Endocrinol. 2014; 170: G1-47.
4) 柴垣有吾. 水代謝・ナトリウム代謝異常の診断と治療. より理解を深める！体液電解質異常と輸液. 3 版. 東京: 中外医学社; 2010. p.7-87.
5) 小松康宏, 西﨑祐史, 津川友介. シチュエーションで学ぶ輸液レッスン. 改訂第 2 版. 東京: メジカルビュー社; 2015. p.93-6.
6) Hoorn EJ, Zietse R. Diagnosis and treatment of hyponatremia: Compilation of the Guidelines. J Am Soc Nephrol. 2017; 28: 1340-9.
7) 尾関俊和, 藤田芳郎. 低 Na 血症の治療. In: 藤田芳郎, 他編著. 研修医のための

　　　輸液・水電解質・酸塩基平衡. 東京: 中外医学社; 2015. p.294-316.

8）座間味亮. 柴垣有吾, 監修. 低 Na 血症 体液・水電解質異常とその理解. 東京: 中外医学社; 2021. p.76-85.

9）佐藤弘明. 低 Na 血症. レジデントのためのこれだけ輸液. 東京: 日本医事新報社; 2020. p.158-76.

10）柴垣有吾. 酸塩基平衡異常の診断と治療. より理解を深める！体液電解質異常と輸液. 3 版. 東京: 中外医学社; 2010. p.120-73.

11）角　浩史, 冨永直人. 尿定性検査を使いこなそう〜すべての結果を見て見ぬ振りをするな！谷澤雅彦, 編. 腎疾患の診察・検査できてますか？　診断精度からポイント・落とし穴・本音・限界まで現場で活躍中の指導医たちがやさしく語る！レジデントノート増刊. Vol 23. 羊土社. 2021. p.154-61.

12）柴垣有吾. 腎不全を診るためのテクニック B-3. 頸静脈の評価. 柴垣有吾. 保存期腎不全の診かた—慢性腎臓病(CKD)のマネジメント. 東京: 中外医学社; 2009. p.31-68.

13）Vinayak AG, Levitt J, Gehlbach B, et al. Usefulness of the external jugular vein examination in detecting abnormal central venous pressure in critically ill patients. Arch Intern Med. 2006; 166: 2132-7.

14）Gopal S, Nagalli S. Jugular venous distention. StatPearls Publishing; 2023 Jan. 2023 Jul 25. PMID: 31971738.

15）Shah P, Louis MA. Physiology, central venous pressure. StatPearls Publishing; 2023 Jan-. PMID: 30137777.

16）堀川武宏, 北野夕佳. 1. 体液量の評価. ②腎うっ血の画像評価「The VExUS Grading System」. 谷澤雅彦, 編. 腎疾患の診察・検査できてますか？　診断精度からポイント・落とし穴・本音・限界まで 現場で活躍中の指導医たちがやさしく語る！　レジデントノート増刊 vol. 23, 2021. p.73-81.

17）Beaubien-Souligny W, Benkreira A, Robillard P, et al. Alterations in portal vein flow and intrarenal venous flow are associated with acute kidney injury after cardiac surgery: A prospective observational cohort study. J Am Heart Assoc. 2018; 7: e009961.

18）Beaubien-Souligny W, Rola P, Haycock K, et al. Quantifying systemic congestion with point-of-care ultrasound: development of the venous excess ultrasound grading system. Ultrasound J. 2020; 12: 16.

19）Ellison DH, Berl T. Clinical practice. The syndrome of inappropriate antidiuresis. N Engl J Med. 2007; 356: 2064-72.

20）志水英明. 低 Na 血症の診断アプローチ: 適切な検査が行われているか？　In: 柴垣有吾, 監修. 低 Na 血症 体液・水電解質異常の臨床とその理解. 東京: 中外医学社; 2021. p.159-66.

21）Verbalis JG, Goldsmith SR, Greenberg A, et al. Diagnosis, evaluation, and treatment of hyponatremia: expert panel recommendations. Am J Med. 2013; 126: S1-42.

22）門川俊明, 訳. 低 Na 血症. ハルペリン 病態から考える電解質異常. 東京: メディカル・サイエンス・インターナショナル; 2018. p.267-311.

23）Rondon-Berrios H, Sterns RH. Hypertonic saline for hyponatremia: meeting goals and avoiding harm. Am J Kidney Dis. 2022; 79: 890-6.

24）柴垣有吾．輸液（水電解質輸液）の基本．より理解を深める！体液電解質異常と輸液．3版．東京: 中外医学社; 2010．p.209-37.

25）Jahan M, Sharma S, Rehmani R. Osmotic demyelination syndrome despite appropriate hyponatremia correction. Cureus. 2020; 12: e8209.

26）Tandukar S, Sterns RH, Rondon-Berrios H. Osmotic demyelination syndrome following correction of hyponatremia by $\leqq$ 10 mEq/L per day. Kidney360. 2021; 2: 1415-23.

27）Jingushi N, Tsuzuki S, Fujii K, et al. Association of intranasal desmopressin therapy with overcorrection of severe hyponatremia: A retrospective, propensity score-based, single-center cohort study. J Crit Care. 2021: 64: 53-61.

28）デスモプレシン点鼻スプレー 2.5 μg「フェリング」(pmda.go.jp).

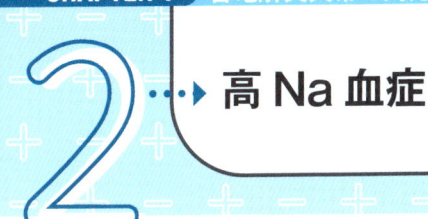

2 ⋯▸ 高 Na 血症

> **軽度** 145 ＜ Na ≦ 150 mEq/L，**高度** ＞ 150 mEq/L，
> **かなり高度** ≧ 160 mEq/L[1]

1. まず急ぎの対応

▶ 症候性であれば，急ぎの対応が必要．

- 中等度や慢性であれば，**軽度のいらいら感，ふさぎこみ，混迷，傾眠傾向**
- 高度で急性であれば，**高熱，過換気，易刺激性，痙攣，昏睡，脳出血・くも膜下出血**[2]
- 倦怠感，脱力，嘔気，不穏，興奮，筋攣縮，頻呼吸，頻脈なども起こりうる[1]．
- 循環動態は保たれていることが多い．

  （➡ 2 症状 30 頁参照）

▶ 症状改善が得られるまで，Na 濃度を低下させる（5％ブドウ糖を投与）．

1〜2 mEq/L/hr の低下を目指し，かつ **12 mEq/L/日以下**に留める[2]．

  （➡ 4 高 Na 血症の治療，34 頁参照）

▶ 一般的な状況におけるごく簡略化した考え方・動き方の参考目安（例えば，腎臓専門医不在時に患者さんが来た時に，非腎臓専門医が何を考えたらよいのか，ひとまず翌日までつなげられるような対応例．あくまで目安なので，状況に応じて適宜修正を）（図 1）

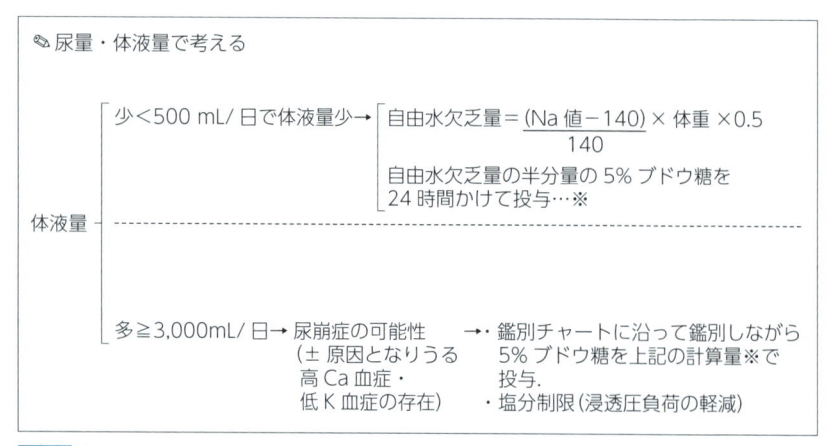

図1 高 Na 血症

2. 症状

Na の上昇速度が速いと重篤な症状が出る[1].

- 中等度や慢性であれば，軽度のいらいら感，ふさぎこみ，混迷，傾眠傾向.
- 高度で急性であれば，脳細胞萎縮により，高熱，過換気，易刺激性，痙攣，昏睡，脳萎縮により脳血管がひっぱられると脳出血，くも膜下出血が起こる. → 早急な対応が必要[2].

全身倦怠，脱力，嘔気，不穏，興奮，頻脈なども起こりうる[1].

神経症状が前面に出る. また細胞内から細胞外へ水が移動し，細胞外液量は保たれることが多いので，循環動態が保たれていることが多い.

注意点）・初期の症状は強い口渇感というのが重要な所見となる. しかし，高 Na 血症となるのは，飲水に到達できない意識障害の患者や高齢者（乳児も飲水行動に自分から到達できない）が多いので，口渇が障害されて症状がわかりにくいことが多い. 視床下部障害の場合も渇中枢が障害されることにより，高 Na 血症が進行してしまう[1].

3. 高Na血症の鑑別

◆鑑別病態

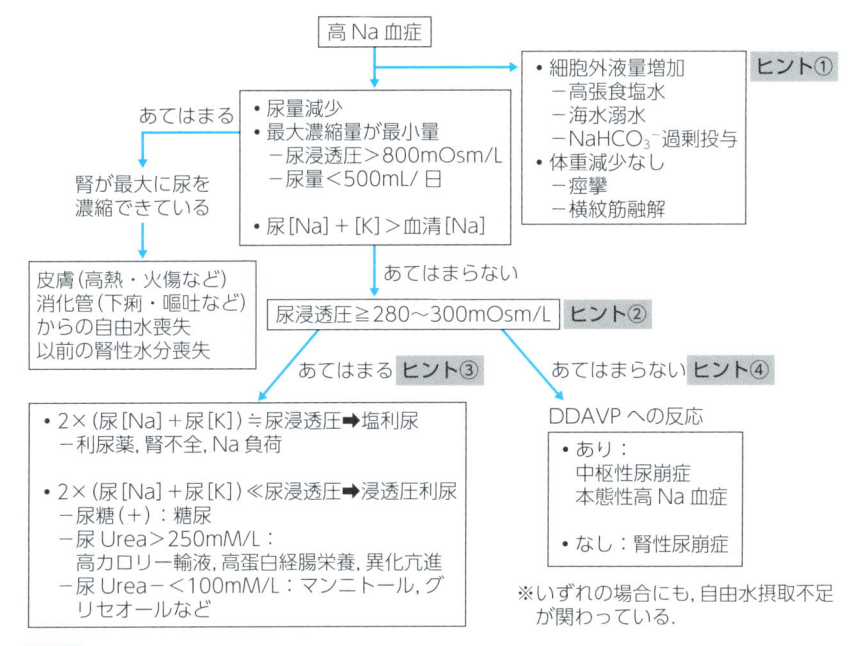

図2 高Na血症の鑑別（文献2, 3）より作図）
※腎機能障害や高齢者など尿濃縮障害がある患者は，必ずしも高張尿にはならない．尿浸透圧が800 mOsm/L を超えていなくても腎外水分喪失のことがある（電解質セミナー 緒方聖友医師ご提供）．

◆鑑別の流れのヒント

フローチャート ヒント① 細胞外液量増加

　入院中に高Na血症になるのは，相対的に濃い輸液が入っているということが多い．

フローチャート ヒント② 浸透圧利尿があるか？

　1日，もしくは随時の尿浸透圧の計算の仕方は下記のようになる．

　1日尿中浸透圧物質排泄量＝尿浸透圧（mOsm/L）×尿量（L/日）※

※ 1日尿中浸透圧物質排泄量は蓄尿しないとわからないが，

蓄尿する余裕がないときは，尿浸透圧をみるが，尿浸透圧もすぐ出ない時は，

尿浸透圧 ≒（尿比重下 2 桁）× 20〜40

≒ 2 ×（[尿 Na] + [尿 K]）+ 尿 UN/2.8 + 尿 Glu/18 などで計算して目安にする．

フローチャート ヒント③

尿浸透圧が上記（★）に当てはまる場合は，利尿薬・浸透圧利尿を考える．

〈水利尿か，浸透圧利尿か，塩利尿かの区別〉[2]

① 血清浸透圧（約 300 mOsm/L）> 尿浸透圧（< 150 mOsm/L）であるが，溶質の 1 日排泄量は正常（約 10 mOsm/kg/日）= 溶質を十分摂取している．

➡ 水利尿（尿崩症・心因性多飲）

② 2 ×（[尿 Na] + [尿 K]）≒ 尿浸透圧

➡ 塩利尿（電解質が浸透圧の大部分を占める）

このうち，適切な塩利尿であれば，1 日尿 Na + K 排泄量 ≒ 1 日 Na 摂取量（経口 + 輸液）となる．一方，過剰に蓄積していた Na の排泄または Na 喪失性腎症であれば，1 日尿 Na + K 排泄量 ≫ 1 日 Na 摂取量（経口 + 輸液）となる[2]．

③ 2 ×（[尿 Na] + [尿 K]）≪ 尿浸透圧

➡ 浸透圧利尿（電解質以外が浸透圧の大部分を占める．例えば，尿糖・高カロリー輸液による溶質負荷・経腸栄養・高 BUN 血症・マンニトールなど）[2]

フローチャート ヒント④

1 日尿中浸透圧物質排泄量 < 750 mOsm/L や尿浸透圧 < 280〜300mOsm/L の場合は，浸透圧利尿ではなく，尿崩症を考える．

DDAVP への反応あり ➡ 中枢性

なし ➡ 腎性（☞ Case 19 ★）

〈DDAVP 負荷試験について〉[4]

［使用薬剤］

バソプレシン（ピトレシン® 1A 1 mL 20 単位）を 5 単位皮下注，もしくは DDAVP（デスモプレシン）10 µg の点鼻（両鼻に 5 µg ずつ）または 2 µg の皮下注を行う．DDAVP 口腔内崩壊錠（ミニリンメルト OD 錠®）60 µg の舌下服用でも代用可能．ただし，舌下後すぐに飲水すると十分な効果が得られない可能性があり注意が必要．検査開始後は尿量と同量の飲水は許可する．禁忌については各添付文書参照．

［方法］

負荷前と負荷後 2 時間まで 30 分毎に採尿し，尿量と尿浸透圧を測定する．

［判定］

中枢性尿崩症では尿量は減少し，尿浸透圧は 300 mOsm/kg 以上に上昇する．一方，腎性尿崩症では反応不良となる．

・急ぎでなければ，上記の負荷試験の前後に，『点滴などで入れているから多尿になっているのか』を見るため，intake を減らして尿が減るかをみる．

◆鑑別: 問診時に考える起こりやすい状況[2]

- 入院時に高 Na 血症になった場合:

  高齢者・感染が多い．口渇に異常があったり，自由に飲水できなかったりする状況．感染などで不感蒸散が増えている，発汗により水分ロスが増えているなどの状況が多い．

- 入院中に高 Na 血症になった場合: 下記の複合的な状況が考えられる．

  飲水不十分な人が，利尿薬使用や熱で水分を失っている．

  ＋

  十分な輸液による水分補充ができていない．

  相対的に濃い輸液が入っている（例えば術後細胞外液補充液を投与し続けているなど）(☞ Case 18 ★)

  ※水分をとれないほど動けない病態，予後の悪い方が多い．（☞ Case 14 ★）

4. 高 Na 血症の治療

◆1) 症候性であれば，急ぎの対応が必要[2]

症状改善が得られるまで，Na 濃度を低下させる（5％ブドウ糖を投与）.
1〜2 mEq/L/hr の低下を目指し，かつ 12 mEq/L/日以下に留める.

◆2) 症候性ではなく，慢性の時の治療[2]

慢性〔発症より 2 日以上（発症時期が不明の時は慢性として扱う）〕は**過補正で死亡を含む脳浮腫リスク**がある.

発症より 2 日以上と判断した場合は，

- ・症候性→1〜2 mEq/L/hr
- ・無症候性→1 mEq/L/hr 以下　を目標とする.

◆3) 治療方法

表1 補正目安[2]

		補正速度
症候性		症状改善が得られるまで: 1〜2 mEq/L/hr の低下を目指し，かつ 12 mEq/L 以下が 1 日の最大許容量
慢性 （2 日以上）	症候性	1〜2 mEq/L/hr 以下での是正を目指す.
	症状なし	1 mEq/L/hr 以下での是正を目指す.

※慢性の場合は補正速度を 1 日 8 mEq/L まで（2 日で 18 mEq/L まで）とする[5].

（1） ブドウ糖での補正[3]

- 水分欠乏量＝(現在の血漿 Na 濃度−140)/140×体内全水分量

  ※体内全水分量(**体重×0.5**): 高 Na 血症は脱水の状態にあるため，0.6 よりも 0.5 を用いることが多い.

  〈投与例〉

  1 時間あたり 0.5 mEq/L の速度で補正するには，

  〔現在の血漿 Na 濃度−140（＝1 時間あたり 1 mEq）〕×2　の時間 ………(A)

をかければいいので，時間あたりの水分投与量は，

水分欠乏量÷A（mL）となる．

（もう一つの方法については➡Chapter 2-2 高 Na 血症　Q4『ブドウ糖による補正をするときは，おおよそどのくらいの速度，1 日量を決めているか？』112 頁参照）

注意）5％ブドウ糖液は 300 mL/hr 以上のスピードで投与すると，高率に高血糖を生じ，**浸透圧利尿を起こす可能性**があるので，注意が必要[2]．

（2）フロセミドでの補正[2]

高 Na 血症をきたす病態の多くでは，尿中の自由水排泄過剰により尿中の電解質が低いことが多いため，尿中の ［Na＋K］を half saline（154/2）のレベルにあげて，自由水排泄を抑制するという手段．

（3）中枢性尿崩症の場合[2]

デスモプレシン　2.5〜20 μg　分 1〜2

入院中は，体重・尿量・尿比重，血清 Na を目安に調節する．

外来では，体重が一定になるように調整する（ように指導する）．

（4）腎性尿崩症の場合[2]

・溶質摂取制限（Na，蛋白）＋利尿薬の抗利尿作用を期待して，

　サイアザイド（ダイクロライド）25〜50 mg 分 2　±カリウム製剤

※サイアザイドは相対的な脱水により，近位尿細管での水の再吸収促進と，尿 Na/K 濃度を上げることで，自由水排泄を抑える．一方，尿崩症の場合，フロセミドの，ヘンレループでの髄質高浸透圧の形成を阻害し尿濃縮機構を抑制するという機序により，自由水排泄が抑制されずに逆効果となってしまうため，尿崩症にはサイアザイドを使う[2]．

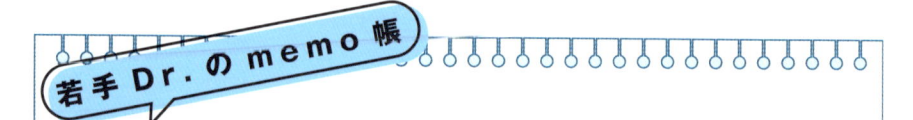

よく使う治療の具体的オーダー一覧

~今更聞きづらいが，調べるのに若干時間がかかる具体的オーダー~(再掲)

5%ブドウ糖の投与必要量と 1 日どのくらい入れたらよいかの目安

☑ 水分欠乏量＝(現在の血漿 Na 濃度－140)/140×体重×0.5 （L）

☑ 上記水分欠乏量の半分量を 24 時間かけて投与し，その後残りの半分を 24 ~72 時間かけて投与．

文献

1）向山政志，柳田素子．今日の問診票．高 Na 血症．（更新日 2019-7-31）

2）柴垣有吾．水代謝・ナトリウム代謝異常の診断と治療．より理解を深める！体液 電解質異常と輸液．3 版．東京: 中外医学社; 2010．p.7-87.

3）小松康宏，西﨑祐史，津川友介．Na・水バランス．シチュエーションで学ぶ輸液 レッスン．東京: メジカルビュー社; 2021．p.56-148.

4）竹下　彰．中枢性尿崩症．In: 竹内靖博，他編．虎の門病院内分泌クリニカルプ ラクティス~外来・入院からフォローアップまで~．東京: クリニコ出版; 2022. p.47-59.

5）柴垣有吾．高ナトリウム血症．深川雅史，小松康宏，編．腎臓・水電解質コンサ ルタント．「ちょっと聞きたい」から「じっくり聞きたい」まで．金芳堂; 2010. p.45-8.

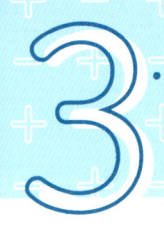

3 ··· 高 K 血症

高度 > 6 mEq/L[1)]

---

1. まず急ぎの対応

▶ 救急外来にある血液ガス測定の機械で一刻も早く K 値を知る.

▶ 心電図変化や症状があり，K 濃度が K 6.0 mEq/L 以上であれば，すぐに治療開始するべき[1)]. ➡ **4** 高 K 血症の治療（1）急ぎの治療（42 頁）

▶ 乏尿・無尿，組織損傷や出血など K が産生されるような状況，高度高 K 血症，腎不全（例えば CKD ステージ 3b〜5）は高 K 血症進行リスクあり.

▶ グルコン酸カルシウム注射液 8.5％注（カルチコール®）: 10 mL を 5〜10 分で静注（もしくは，5％ブドウ糖 100 mL にカルチコール® 10 mL を溶解し，20〜30 分で点滴[2)]）.
ジギタリス（ジゴキシン）服用者では，30 分以上かけるか，投与しない.

▶ グルコース・インスリン療法（開始後必ず血糖測定を）.
例）50％ブドウ糖 50〜100 mL（ブドウ糖 25〜50 g）+ 10 単位レギュラーインスリン（ヒューマリン R など）: 2.5〜5.0 g/ 単位の比率（＋その後の 5％ブドウ糖持続投与）

▶ フロセミド〔投与例: フロセミド 20〜80 mg を静脈注射＋輸液（生食など）〕
※ただし，脱水・腎機能低下で高 K 血症となっている場合もあり，その際はフロセミドは使用しない.

▶ 陽イオン交換樹脂

▶ 透析患者，乏尿・無尿で補液や利尿薬に反応しない，GI 療法に反応しない〔このような場合は，内因性の K 産生（虚血による組織細胞崩壊，体内出血など）を疑うべき〕，心電図変化の著明な高度高 K 血症（K 7〜7.5 mEq/L）では，緊急透析を考える.

▶ 一般的な状況におけるごく簡略化した考え方・動き方の参考目安(例えば，腎

臓専門医不在時に患者さんが来た時に，非腎臓専門医が何を考えたらよいのか，ひとまず翌日までつなげられるような対応例．あくまで目安なので，状況に応じて適宜修正を）（図 1）

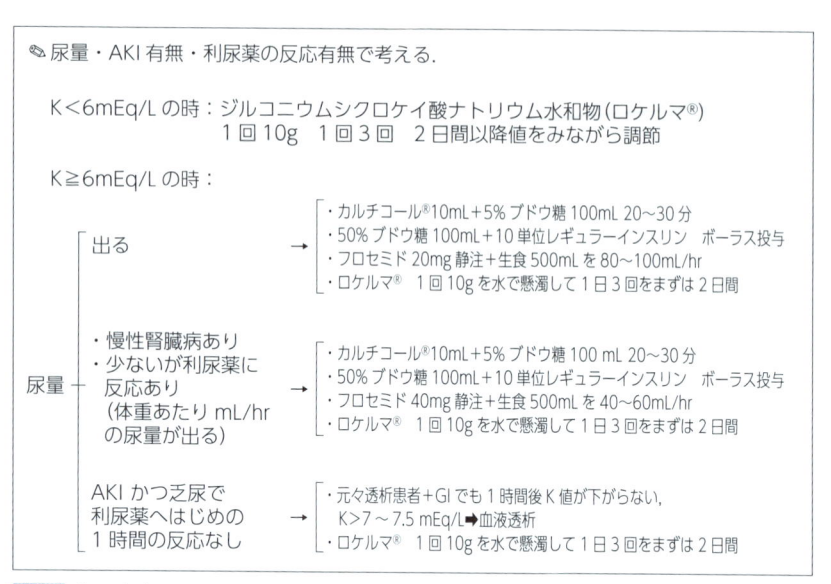

✎ 尿量・AKI 有無・利尿薬の反応有無で考える．

K<6mEq/L の時：ジルコニウムシクロケイ酸ナトリウム水和物 (ロケルマ®)
　　　　　　　1 回 10g　1 回 3 回　2 日間以降値をみながら調節

K≧6mEq/L の時：

尿量 ┬ 出る → ・カルチコール®10mL+5% ブドウ糖 100mL 20〜30 分
　　　　　　　　・50% ブドウ糖 100mL+10 単位レギュラーインスリン　ボーラス投与
　　　　　　　　・フロセミド 20mg 静注+生食 500mL を 80〜100mL/hr
　　　　　　　　・ロケルマ®　1 回 10g を水で懸濁して 1 日 3 回をまずは 2 日間

　　├ ・慢性腎臓病あり
　　　・少ないが利尿薬に
　　　　反応あり
　　　　（体重あたり mL/hr
　　　　の尿量が出る） → ・カルチコール®10mL+5% ブドウ糖 100 mL 20〜30 分
　　　　　　　　・50% ブドウ糖 100mL+10 単位レギュラーインスリン　ボーラス投与
　　　　　　　　・フロセミド 40mg 静注+生食 500mL を 40〜60mL/hr
　　　　　　　　・ロケルマ®　1 回 10g を水で懸濁して 1 日 3 回をまずは 2 日間

　　└ AKI かつ乏尿で
　　　利尿薬へはじめの
　　　1 時間の反応なし → ・元々透析患者+GI でも 1 時間後 K 値が下がらない，
　　　　　　　　　K>7〜7.5 mEq/L➡血液透析
　　　　　　　　・ロケルマ®　1 回 10g を水で懸濁して 1 日 3 回をまずは 2 日間

図1 高 K 血症

2. 高K血症の症状と心電図所見

高K血症では，筋脱力が下肢より始まり，次第に上行する（神経筋症状は，K7〜8 mEq/L になるまではあまりみられない）．心電図での心伝導障害が主な所見になる．慢性腎不全で長期に高K血症が続いている場合は，高K血症がより高度になるまで心電図異常が出現しないことが多い[1].

高カリウム血症〈hyperkalemia〉

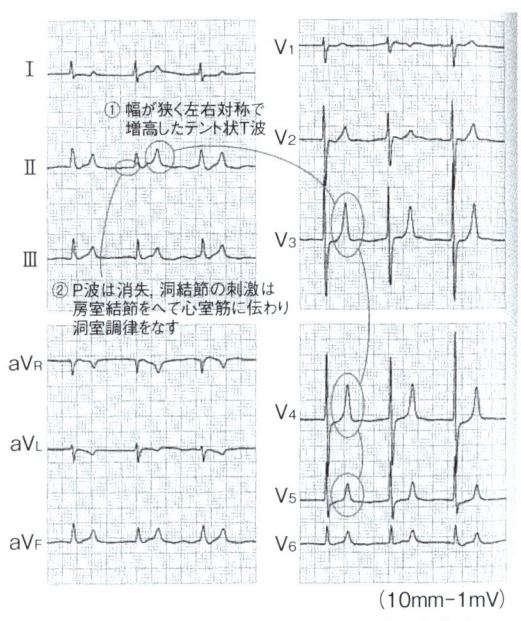

① 幅が狭く左右対称で増高したテント状T波

② P波は消失，洞結節の刺激は房室結節をへて心室筋に伝わり洞室調律をなす

（10mm-1mV）

➡進行すると，QRS幅延長，心房細動・心停止

図2 高K血症の心電図（山田さつき．T波の増高．In: 渡辺重行，山田　巌，編．心電図の読み方 パーフェクトマニュアル 理論と波形パターンで徹底トレーニング．東京: 羊土社; 2006. p.194[3]より転載）

3. 高 K 血症の鑑別[1,4]

（1）高 K 血症をきたす病態・原因

表1 高 K 血症をきたす病態・原因
（除外: 偽性高 K 血症…溶血，血小板・白血球増多）

病態	尿中 K 排泄	原因
摂取量増加	>35 mEq/日	・高 K 含有食 ・代用塩（低塩食品） ・缶詰製品
細胞内外 シフト		・高浸透圧血症・高血糖 ・無機酸アシドーシス ・相対的インスリン不足（飢餓） ・細胞崩壊（溶血・内出血・横紋筋融解）
排泄量低下	<35 mEq/日	・腎機能低下（GFR<15） ・急激な塩分制限 ・低アルドステロン症（副腎機能低下），偽性低アルドステロン症，高 K 血症性尿細管アシドーシス（糖尿病，全身性エリテマトーデス，Sjögren 症候群，移植腎，間質性腎障害） ・アルドステロン作用を低下させる薬

※高 K 血症をきたす薬剤については，文献 1）を参照.

（2）鑑別のヒント[1]

1）尿電解質検査を用いた計算

- 24 時間 K 排泄量: 予測値 60〜120 mEq/日

  低 K 血症では＜10 mEq/日，高 K 血症では＞150 mEq/日となるのが目安.

- K/Cr 比: 予測値 60〜120 mEq/gCr

  1 日量を推定: 体格が標準程度の場合，1 日尿中クレアチニン（Cr）排泄量が 1 g と仮定して計算する. 単位を合わせる必要がある. 覚え方としては，**尿 K を尿 Cr で割って 100 をかけるという式**〔尿 K/Cr 比（mEq/gCr）〕が簡単.

- FEK（%）

$$= \frac{\text{尿中 K 濃度} \times \text{血清 Cr 濃度}}{\text{血清 K 濃度} \times \text{尿中 Cr 濃度}} \times 100$$

  予測値　10〜20%

- TTKG

{尿 K 濃度 ÷ (尿浸透圧 ／ 血漿浸透圧)} ÷ 血漿 K 濃度

$$= \frac{(尿\ K\ 濃度 \times 血漿浸透圧)}{(血漿\ K\ 濃度 \times 尿浸透圧)}$$

※尿浸透圧 ＜ 血漿浸透圧だと解釈ができない.

　TTKG は, 低 K 血症で ＜ 2, 高 K 血症で ＞ 7～10 となるのが正常である.

　低 K 血症 (K ＜ 3.5 mEq/L) の時に TTKG ＞ 2 であると, 腎性 K 喪失やアルド
ステロン過剰が示唆される. 高 K 血症 (K ＞ 4.5 mEq/L) の時に TTKG ＜ 7 となる
と, 腎性 K 排泄不足やアルドステロン不足 (例えば糖尿病における低レニン低ア
ルドステロンなど) が示唆される.

※ FEK は腎機能の影響を受ける. GFR が低下すると, FEK は上昇する[5].

2) 注意点[1]

- 一般的に腎機能低下のみによる高 K 血症は, GFR が 15 mL/min 未満にならな
いと発症しない. したがって, GFR が **15 mL/min 以上**で高 K 血症が見られる場
合は, 高 K 血症をきたす他の原因 (高 K 血症性尿細管アシドーシス, 副腎不全な
どの低アルドステロン症, 消化管出血など) を考える必要がある.

若手 Dr. からの質問 memo

「高 K 血症の対応手順で, 「高 K 血症を診たら, 再検して偽性でないかをチェッ
ク」と書いてあり, そんなことをしていて時間的にいいのか? と思いますが
どうですか?」

☞同時進行 (偽性の除外をしつつ, 高 K 血症の治療をする) で対応します. 具
体的には, 偽性の可能性がある所見として, 長い時間の駆血・過度の筋緊張,
溶血 (LDH・間接ビリルビン高値), 高血小板血症 (＞ 750,000), 白血球数
の過剰な増大 (＞ 75,000) などがあげられます[1]. これらを急いで治療と並
行して評価しています. 治療しながら上記所見がありそうなら, もしくは上
記所見がなさそうなのに予想や病態と反して高そうなら, 治療と並行して再
検します.

4. 高K血症の治療

（1）急ぎの治療

心電図変化が出ていないから大丈夫ということはない．初めの所見が突然心静止ということもある．

□**グルコン酸カルシウム注射液8.5％注**（カルチコール®）

10 mLを5〜10分で静注．ジゴキシン服用者では，30分以上かけるか，投与しない（重篤不整脈誘発リスク）．効果発現数分，持続30〜60分．効果不十分なら10〜20分後に再投与を2〜3度考慮．

＊静注時間に手を取られるのがもったいない時や，ジギタリス内服しているかすぐにわからない時/ジギタリス内服者に用いる場合は，5％ブドウ糖100 mLにカルチコール® 10 mLを溶解し，30分以上かけて点滴[2]．

□**グルコース・インスリン療法（GI療法）**

①50％ブドウ糖50〜100 mL（ブドウ糖25 g〜50 g）＋10単位レギュラーインスリン（ヒューマリンRなど）：2.5〜5.0 g/L単位の比率で，5〜15分（〜30分）かけてボーラス（自然滴下）投与（効果発現10〜20分，持続4〜6時間）．

②この後5％ブドウ糖100 mL/時間（もしくは40〜60 mL/時間）で投与[1,2]

血糖>300 mg/dLだと，高血糖の高浸透圧により，細胞内から細胞外にKが移動して，高K血症が悪化する恐れがある．ブドウ糖投与量を適宜減らす，もしくは投与しない．〔ワンショットの場合は，インスリン作用の消失とともに細胞内からのカリウムのリバウンドがある．体内からの除去が遅れる場合には，持続投与（ブドウ糖±インスリン）や2〜4時間おきのGI療法ワンショット再投与も可能である[6]〕．

※**GI後は必ず，頻回に血糖測定**をする指示を出す！（例えばまずは開始後30分後，その後1時間毎など）

注意: 市中病院では，連休の時など，入院加療開始後に各当直帯において一般内科の当番医で交代して診療することが多いが，連日血清K値や血糖を確認し，治療継続や調整が抜けないように注意する（リバウンドなども起こりうるため，入院初日だけで対応が終わらないように注意する）．

③**フロセミド**

フロセミド〔投与例: フロセミド 20～80 mg を静脈注射＋輸液（生食など）〕

➡体液評価をしながら生食量やフロセミド量を決める．腎機能が低下している場合は，1 回量を多くしないと効かないことが多い．

※腎臓内科では "wash out" や "入れ出し" というやり方は意味がないと考える状況が多いが，高 K 血症（と高 Ca 血症）では，生食を入れて，フロセミドで出して尿中排泄を促進する．

④便中排泄を促す―**陽イオン交換樹脂**

ポリスチレンスルホン酸 Ca（カリメート®，アーガメイトゼリー®）

ポリスチレンスルホン酸 Na（ケイキサレート®）

ジルコニウムシクロケイ酸 Na 水和物（ロケルマ®）など

陽イオン交換樹脂のうち，ジルコニウムシクロケイ酸 Na 水和物は，消化管症状が少なく軽度であることと，数時間での K 降下作用が期待できる[7]．（☞ Case 22 ★）

十分に懸濁すれば胃管からも投与できる．添付文書上は緊急時の使用は適応外であるが，上記の治療と組み合わせると，急性期・慢性期ともに有用．

⑤**血液透析**（準備に 1～2 時間かかるが一番効率的に K を除去する）[1]

● 緊急透析を考えるべき患者

- ☑ 透析患者
- ☑ 乏尿，無尿で補液や利尿薬に反応しない．
- ☑ GI療法に反応しない➡内因性のカリウム産生（虚血による組織細胞崩壊，体内出血など）を疑うべき．
- ☑ 心電図変化の著明な高度高K血症（K 7〜7.5 mEq/L）．
- 血液透析では，はじめの1時間で約1 mEq/Lの低下，次の2時間でもう1 mEq/L低下（GI後だとカリウムが細胞内に押し込まれるため多少効率は下がる）．

※例えば，Kが7 mEq/Lであっても，慢性的に高K血症があったり，心電図上の変化がなく，尿量が十分保てている患者では，血液透析はすぐには必要がないと思われる（上記他の治療の組み合わせで対応できる可能性がある）．

⑥その他
- 重炭酸ナトリウム[1]：アルカリ製剤（炭酸ナトリウム）などは効果に個人差があり，緊急治療としての位置づけは適切でない．AG非上昇の代謝性アシドーシスがある場合は，pH<7.2で考慮．心不全や腎不全ではうっ血のリスクとなる．

若手Dr. からの質問 memo

「β刺激薬の吸入を行うこともある，と記載のある本もありますが，そういう治療もあるのでしょうか？」

☞効果に個人差があり，効果の乏しい症例があることと，副作用（頻脈・動悸・高血糖）もあるため，単独使用は勧められません．

（2）慢性期の治療
- 経口K降下薬: ケイキサレート®やロケルマ®はNa塩なので，Na負荷に注意する．
- 高K血症におけるK摂取量の目安は具体的には下記のようになる．
高K血症患者では具体的に1〜2 g/日（40〜50 mEq/日）を基本とする．
〔含有量の例: バナナ1本　約10 mEq，オレンジジュース1 L　約40 mEq，減塩のものはK含有量が多い（醤油・塩・漬物など）〕
- 入院前に塩分を多くとっていた人が，入院後に急に**塩分制限**をすると，Naの遠位

尿細管への delivery 減少により，K 値が上がることがある[1].

- 欠食時は細胞内から細胞外への K 移動を防ぐため，メイン点滴に 50％ブドウ糖 20 mL を混注する.

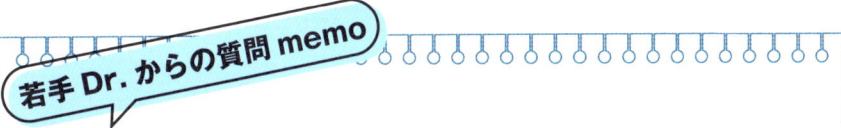

「静脈血液ガス測定だと，血清 K の値が多少実測と変わると聞きますが，気にしなくていいですか？」

☞ K や他の生化学検査も実測と血液ガス測定値は異なりますが，臨床的な対応に影響するものはほとんどありません．K 値は高いか，低いかがわかれば，血液ガス測定値もその値だけでなく，臨床状況で考える必要があります．急ぎの確認に血液ガス測定で値を出したら，（ICU 管理など以外では基本的に）その後は生化学検査で考えるのが一定していて良いと考えられます．

よく使う治療の具体的オーダー一覧
〜今更聞きづらいが，調べるのに若干時間がかかる具体的オーダー〜（再掲）

高 K 血症の治療

☑ グルコン酸カルシウム注射液 8.5％注（カルチコール®）: 10 mL を 5〜10 分で静注．ジゴキシン服用者では，30 分以上かけるか，投与しない．

☑ 5％ブドウ糖 100 mL にカルチコール® 10 mL を溶解し，30 分以上かけて点滴．

☑ ①50％ブドウ糖 50〜100 mL（ブドウ糖 25 g〜50 g）＋10 単位レギュラーインスリン（ヒューマリン R など）: 2.5〜5.0 g/ 単位の比率で 5〜15 分（〜30 分）かけてボーラス（自然滴下）投与．

②この後 5％ブドウ糖 100 mL/時間（もしくは 40〜60 mL/時間）で投与

➡血糖測定　はじめは 30 分〜1 時間毎

- ☑ フロセミド［投与例: フロセミド 20〜80 mg を静脈注射＋輸液（生食等）］
- ☑ 陽イオン交換樹脂
- ☑ 透析患者/乏尿・無尿で補液や利尿薬に反応しない/GI 療法に反応しない〔内因性のカリウム産生（虚血による組織細胞崩壊，体内出血など）が考えられる状況〕/心電図変化の著明な高度高 K 血症（K 7〜7.5 mEq/L）などで緊急透析を考慮する.

文献

1) 柴垣有吾. カリウム代謝異常の診断と治療. より理解を深める！体液電解質異常と輸液. 3版. 東京: 中外医学社; 2010. p.88-119.
2) 土師陽一郎, 高杉浩司. 高 K 血症の治療. 研修医のための輸液・水電解質・酸塩基平衡. 東京: 中外医学社; 2015. p.208-13.
3) 山田さつき. T 波の増高. 渡辺重行, 山田 巖, 編. 心電図の読み方 パーフェクトマニュアル. 東京: 羊土社; 2006. p.194-9.
4) 久道三佳子, 門川俊明. 高 K 血症の病態と治療. 月刊薬事. 2017; 59: 37-40.
5) 関口桃子, 長浜正彦. FEK と TTKG. 谷澤雅彦, 編. 腎疾患の診察・検査できてますか？ 診断精度からポイント・落とし穴・本音・限界まで現場で活躍中の指導医たちがやさしく語る！レジデントノート増刊. Vol 23. No. 4. 羊土社. 2021. p.171-6.
6) 橋本博子, 蘇原映誠, 柳田素子. 高カリウム血症. 今日の問診票. （更新日 2019-07-31）.
7) Zannad F, Hsu BG, Maeda Y, et al. Efficacy and safety of sodium zirconium cyclo-silicate for hyperkalaemia: the randomized, placebo-controlled HARMONIZE-Global study. ESC Heart Fail. 2020; 7: 54-64.

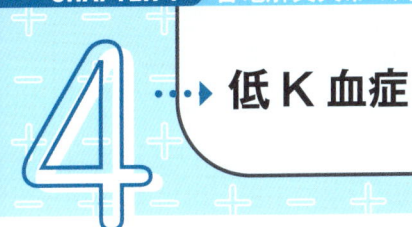

低 K 血症

高度＜2 mEq/L または症候性[1]

1. まず急ぎの対応

▶ 低 K 血症による緊急事態

①**心血管病変**

②**神経筋麻痺**（呼吸器麻痺含む）

③**肝不全**（肝性脳症助長）

は治療を急ぐ（➡ 8 低 K 血症の治療　（1）重症度に応じた治療，53頁）

▶ 治療に時間的余裕がありそうな状況

K＞2～2.5（＞2.5前後）mEq/L で症状や心電図変化がない➡余裕があり，経口治療可能と判断．（➡ 8 低 K 血症の治療　（2）余裕がある時の治療，54頁）

▶ 緊急で行うべき検査: **血液ガス測定，血圧，Mg，心電図モニター**

（➡ 3 高度低 K 血症急ぎの鑑別，50頁）

▶ 一般的な状況におけるごく簡略化した思考・動き方の参考目安（例えば，腎臓専門医不在時に患者さんが来た時に，非腎臓専門医が何を考えたらよいのか，ひとまず翌日までつなげられるような対応例．あくまで目安なので，状況に応じて適宜修正を）（図1）

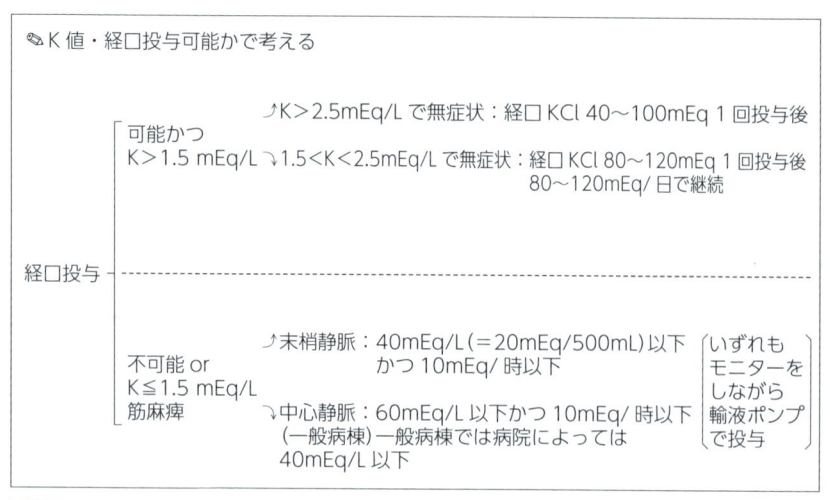

✎ K値・経口投与可能かで考える

経口投与
- 可能かつ K>1.5 mEq/L
  - ↗K>2.5mEq/L で無症状：経口 KCl 40〜100mEq 1 回投与後
  - ↘1.5<K<2.5mEq/L で無症状：経口 KCl 80〜120mEq 1 回投与後 80〜120mEq/ 日で継続
- 不可能 or K≦1.5 mEq/L 筋麻痺
  - ↗末梢静脈：40mEq/L（＝20mEq/500mL）以下かつ 10mEq/ 時以下
  - ↘中心静脈：60mEq/L 以下かつ 10mEq/ 時以下（一般病棟）一般病棟では病院によっては 40mEq/L 以下
  - （いずれもモニターをしながら輸液ポンプで投与）

図1 低 K 血症（文献 1, 2）より作成）

2. 低 K 血症の症状と心電図

（1）症状[3]

- 3 mEq/L 以上: 無症状が多い
- 3 mEq/L 未満: 筋力低下，倦怠感，筋肉痛
- 2.5 mEq/L 未満: CK・アルドラーゼ・AST 上昇
- 2 mEq/L 未満: 横紋筋融解，ミオグロビン尿，呼吸筋低下，便秘，麻痺性イレウス

※高度低 K 血症では心室頻拍・心室細動などの危険な不整脈の頻度が増加する．またジギタリス服用患者ではジギタリス中毒が顕在化しやすい．このため急性心筋梗塞後や心不全では血清 K 濃度を 4.5 mEq/L 以上に保つようにする（高 K 血症のリスクに注意しながら）[1]．

※肝不全で肝性脳症がある場合は病態を悪化させる危険性があるため（低 K 血症で近位尿細管のアンモニア産生が亢進する），血清 K 濃度は 3 mEq/L 以上に保つことが望ましい[1]．

（2）低 K 血症の心電図

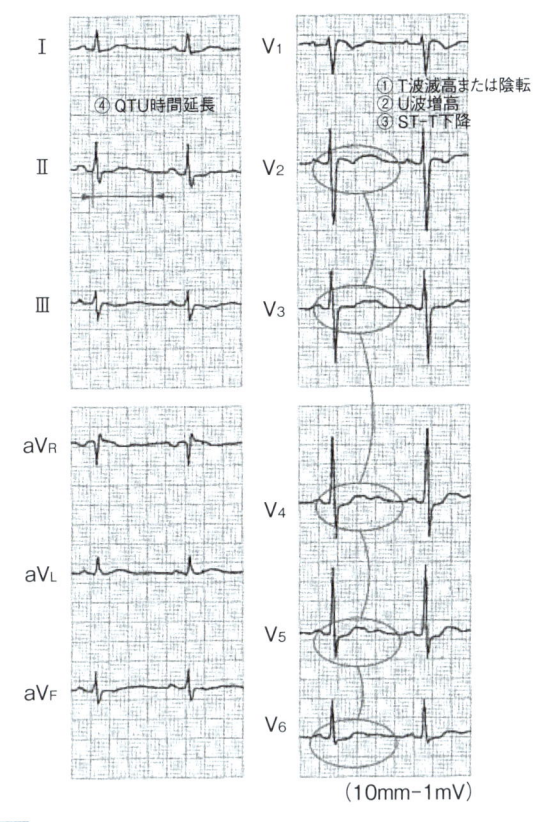

（10mm−1mV）

図2 低 K 血症の心電図
（山田さつき．ST の下降，T 波の減高・陰性 T 波．In: 渡辺重行，山田　巖，編．心電図の読み方 パーフェクトマニュアル．理論と波形パターンで徹底トレーニング．東京: 羊土社; 2006．p.210 より転載）[4]

3. 高度低 K 血症急ぎの鑑別[1]

🔳の鑑別を考えていくことが望ましいが，高度で急ぎの時は，**血液ガス所見**と**血圧，血清 Mg** 値を見て次のような鑑別ができる[1]．

表1 高度低 K 血症の急ぎの鑑別

血液ガス所見	血液ガス・血圧・血清 Mg		
	代謝性アルカローシス	正常	代謝性アシドーシス
鑑別病態	高血圧	周期性四肢麻痺	下痢
	内分泌性	インスリン過剰	尿細管性アシドーシス
	腎血管性	β 刺激薬過多	トルエン中毒
	正常〜低血圧	低 Mg 血症	
	利尿薬	薬剤性	
	嘔吐		
	Bartter 症候群		

（柴垣有吾. より理解を深める！体液電解質異常と輸液. 3 版. 東京: 中外医学社; 2010. p.88-119）[1]

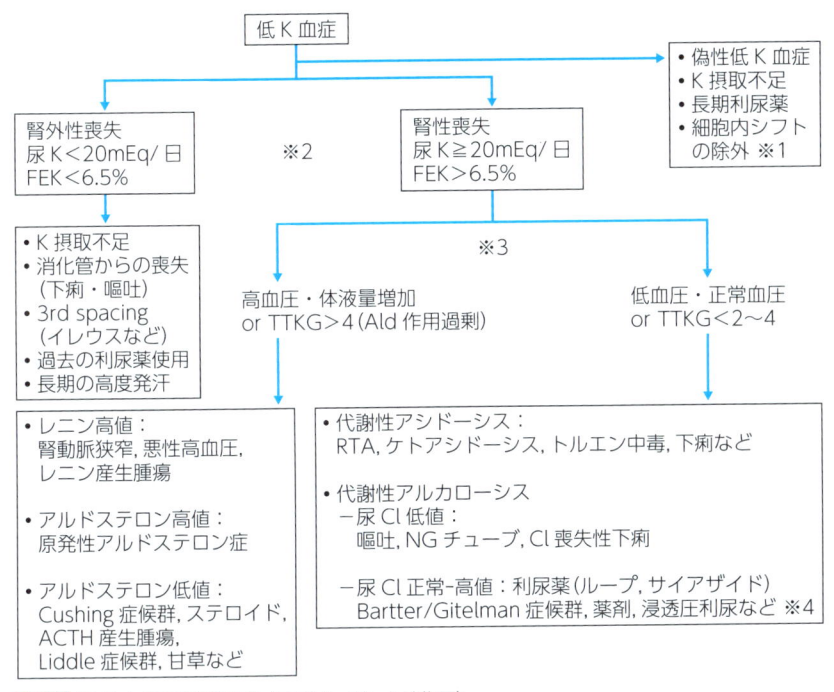

図3 低 K 血症の鑑別続き（文献 1，3）より作図）

※ 1：・偽性低 K 血症: WBC＞20 万/μL
　　　・K 摂取不足: 長期飢餓・DM 不良コントロール
　　　・長期利尿薬使用: 浮腫，心不全
　　　・細胞内外シフト: インスリン，高カロリー輸液，アルカリ血症，β 作用薬，造血器腫瘍の増
　　　　殖期，GCSF/ビタミン B$_{12}$ 使用，低体温，低 K 性周期性四肢麻痺（家族性，甲状腺機能亢
　　　　進），バリウム中毒，低体温
※ 2：・尿 Na＜50 mEq/日の時は，Na 摂取を増やして再検する．
　　　・随時尿の尿 K/日予測: 尿 K÷尿 Cr×100＝尿 K/Cr（mEq/gCr）
※ 3：TTKG（尿浸透圧＞血漿浸透圧でなければできない）
　　　＝尿 K/血清 K÷尿浸透圧/血漿浸透圧
※ 4：薬剤（アムホテリシン B，シスプラチン，アミノグリコシド），高度低 Mg 血症，正常血圧性
　　　アルドステロン症

5. 鑑別時に提出する検査

- 血液ガス測定，血圧，血漿浸透圧，尿浸透圧，Na，K，Cl，Mg を含めた採血
- 尿 Cr，尿 Na，尿 K，尿 Cl

- レニン・アルドステロン

など

6. 蓄尿検査の解釈[1)]

1日 Na 排泄が 50 mEq 以上あることを確認する．50 mEq 未満であれば，Na 負荷をかけてから再検する．
- 蓄尿 K < 20 mEq/日: 腎外性（皮膚・消化管）喪失，過去の利尿薬
- 蓄尿 K > 20 mEq/日: 腎性喪失

7. 忘れた頃に出逢う疾患の基礎知識

（1）周期性四肢麻痺とは[5)]

骨格筋に発現するイオンチャネル病．弛緩性麻痺発作を起こす．

遺伝性（遺伝性高 K 性周期性四肢麻痺，遺伝性低 K 性周期性四肢麻痺，Andersen-Tawil 症候群など）と二次性（甲状腺中毒性周期性四肢麻痺など）がある．果物や高炭水化物の摂取，運動，精神的ストレス，男性などが麻痺発作のリスク因子．麻痺は下肢に強い．呼吸・嚥下障害はきたさない．

遺伝性高 K 性周期性四肢麻痺は，麻痺発作中は高 K 血症を伴う．典型例として「朝食前に麻痺が始まり，15〜60 分持続した後に回復」というエピソードがあり，10歳以下から生じる．

遺伝性低 K 性周期性四肢麻痺は，麻痺発作中は低 K 血症を伴う．典型例として「前日に酒と炭水化物を沢山取ったら，翌朝起き上がれなくなった」というエピソードがあり，思春期頃に発症する．

（2）Gitelman 症候群を疑う症状[6,7)]

小児後期から成人期に発症し，原因不明の低 K 血症，代謝性アルカローシス，低 Mg 血症があり，正常〜低値血圧を呈する場合に疑う．また，尿濃縮障害，電解質異常に伴う，筋力低下，筋肉疲労，筋けいれん，テタニー，多飲・多尿，塩分の渇望などが臨床所見として挙げられる（詳しい症状と頻度は，文献 6）の Table 1 にあり）．
- Gitelman 症候群の診断基準[6,7)]

遠位尿細管のサイアザイド感受性 Na^+-2Cl^- 共輸送体の機能低下による尿中に Na

と Cl が漏出することが疾患の本態.

- ・慢性的な低 K 血症（K < 3.5 mEq/L）
- ・随時尿 K/Cr > 18 mEq/gCr（腎性 K 喪失）
- ・代謝性アルカローシス
- ・低 Mg 血症（Mg < 1.7 mg/dL）
- ・FEMg > 4 %（※）(腎性 Mg 喪失)
- ・随時尿 Ca/Cr < 0.07 mg/mg（低 Ca 尿症）
- ・血漿レニン活性増加
- ・FECl > 0.5 %
- ・血圧正常〜低値
- ・腎臓超音波所見正常

（※ FEMg の計算方法は，Chapter 1-9. 複合的な電解質異常　**1** 低 Mg 血症について，81 頁参照）

■■症例提示■■

　生来健康な 40 歳代男性．上気道炎から肺炎になり入院し，加療退院直後に朝の筋力低下を自覚し，受診．低 K 血症と甲状腺機能低下症を認めたため，甲状腺ホルモンと K 補充を行っていたが，甲状腺ホルモン正常化後も低 K 血症が続くため，当科紹介．血圧は低値から正常を推移していた．K 低値，尿 K/Cr 高値，TTKG 高値（腎性喪失 or アルドステロン過剰），代謝性アルカローシス，低 Mg 血症，FEMg 高値，尿 Cl 高値，FECl 高値を認め，K，Mg，Cl の尿中排泄増加を認めた．アルコール多飲や利尿薬・下剤使用，神経性食思不振症はなかった．時々血清 Ca 軽度高値を認め，尿 Ca/Cr は低値であった．レニン高値を認めたが，レニン産生腫瘍や腎動脈狭窄，悪性高血圧の所見は認められなかった．上記より臨床的に Gitelman 症候群を考え，K と Mg の補充を継続した．

8. 低 K 血症の治療

（1）重症度に応じた治療

　経口投与後 20〜30 分で K 濃度の上昇が得られる．また，経静脈投与は濃度を低く保たなければならず，K の大量投与に向かないため，K > 2〜2.5 mEq/L 以上で症状・心電図上変化のないものは経口で治療する．経口投与での K 投与は 1 日 40〜

表2 重症度に応じた治療

K 値, 臨床所見	補充治療
K>2.5 mEq/L, 無症状	・経口: KCl 40〜100 mEq/日 ・維持期: 20〜40 mEq/日
1.5<K<2.5 mEq/L 心電図異常・麻痺なし	・経口: 80〜120 mEq 1 回投与後 80〜120 mEq/日 ・経静脈: 40 mEq/L 以下の濃度の溶液を 　　　　　20 mEq/hr 以下の速度で投与 ・心電図モニター
K<1.5 mEq/L 筋力麻痺	・経静脈: 高濃度では中心静脈投与 　　　　40〜60 mEq/L 以下の濃度の溶液を 　　　　40〜60 mEq/hr 以下の速度で投与 ・Mg 補充 ・心電図モニター

（文献 1）より作表）

80 mEq で開始し，適宜増減する．急性には 40〜60 mEq の投与で 1〜1.5 mEq/L の上昇，120〜160 mEq の投与で K 2.4〜3.5 mEq/L の上昇が期待できる．しかしその後の細胞内への移行により，再度 K は低下するため，多くは持続投与が必要となる[1]．

経静脈投与は，速度としては，高度な低 K 血症でも，麻痺や重篤な不整脈がない限り，10〜20 mEq/時間を超えないようにする[3]．

〈治療上の注意〉[1]

- **ブドウ糖と一緒に入れない**（ブドウ糖により K が細胞内に移動するため）
- **アシドーシスの治療は K 補充の後**とする（アルカリにより K が細胞内に移動してしまうため）．

(2) 余裕がある時の治療[1,3]

経口投与では，20〜30 分で K の上昇が得られるため，K>2〜2.5 mEq/L で症状や心電図変化がなければ経口投与にする．経口なら，血中濃度が急激に上昇する危険が少ないため，可能なら経口で補う．経口の投与はまずは 1 日 40〜80 mEq で開始して増減する．

(3) カリウム製剤の使い分け[1]

- 低 P 血症もある➡リン酸 2 カリウム
- 塩化カリウム: 代謝性アルカローシスがあるときに選択
- 有機酸塩（クエン酸カリウムやグルコン酸カリウム，リン酸カリウムなど): 代謝

性アシドーシスがあるとき，長期飢餓やコントロール不良の糖尿病など細胞内の K が不足していると考えられる時（細胞外濃度の上昇効果は弱い）．

- 果物: 有機酸塩としての補給となる．糖分により K の細胞内シフトを起こし，塩化カリウムより効果が弱い．

〈各経口薬の量と mEq〉[3]

- 塩化カリウム（KCl: スローケー®）1 錠 600 mg = K 8 mEq
- グルコン酸 K® 5 mEq 錠: 1 錠 1,170 mg = K 5 mEq
- アスパラ K 錠®（L-アスパラギン酸 K 錠）: 1 錠 300 mg = K 1.8 mEq

　上記の急ぎの治療の図 1 や表 2 の必要 mEq 数を見ながら投与量を考える．

若手 Dr. からの質問 memo

「低 K 血症に対する補充治療の時，経口と経静脈投与を併用していいものか悩みます」

☞どちらでも OK．心電図変化が強い緊急の時は経静脈投与を選択し，それ以外では，患者さんの状況などにもよります．例えば，経口投与できるようになったら併用しつつ，徐々に経口にシフトしていくことが多いです．塩化カリウムは多量の水とともに内服する必要があります．

若手 Dr. からの質問 memo

「低 K 血症の補充療法は，食事内の含有量も込みで考えるべきですか？」

☞血清 K 値の動き次第です．食事のカリウムは，どの程度食べるか・どの程度含まれているかが正確にはわからないためです．そもそも治療の最初において，高度低 K 血症で高 K 血症を気にしたり，高度高 K 血症で低 K 血症を恐れたりすることはナンセンスなので，まずは補充治療を十分考えます．例えば，はじめは内服で投与量を考え，食事量が増えたら，値が改善してきたら，内服を減らしていくことが多いです．

文献

1) 柴垣有吾. カリウム代謝異常の診断と治療. より理解を深める！体液電解質異常と輸液. 3 版. 東京: 中外医学社; 2010. p.88-119.

2) 長浜正彦. 低カリウム血症. 日内会誌, 2022; 111: 917-25.

3) 小松康宏, 西﨑祐史, 津川友介. K バランス. シチュエーションで学ぶ輸液レッスン. 2 版. 東京: メジカルビュー社; 2015. p.150-83.

4) 山田さつき. ST の下降, T 波の減高・陰性 T 波. In: 渡辺重行, 山田　巖, 編. 心電図の読み方 パーフェクトマニュアル. 東京: 羊土社; 2006. p.200-19.

5) 久保田智哉, 高橋正紀, 水澤英洋. 周期性四肢麻痺. 今日の問診票(更新日: 2019-07-30).

6) 頼建光, 内田信一, 柳田素子. ギッテルマン症候群. 今日の問診票（更新日: 20219-1-18）.

7) Blanchard A, Bockenhauer D, Bolignano D, et al. Gitelman syndrome: consensus and guidance from a Kidney Disease: Improving Global Outcomes（KDIGO）Controversies Conference. Kidney Int. 2017; 91: 24-33.

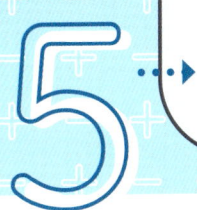

高 Ca 血症

> 定義: 血中 Ca 濃度 > 10.4 mg/dL,
>   血中イオン化 Ca 濃度 > 1.3 mmol/L
> 高度: > 14 mg/dL, 中等度: 12〜14 mg/dL, 軽度: < 12 mg/dL[1]
> (cCa > 12 mg/dL で症状が顕在化する[2])

1. まず急ぎの対応

▶ 急ぎの対応が必要かどうかの判断

- 高 Ca 血症性クリーゼ（**意識障害, 脱水, 急性腎不全**）がある時, 高度高 Ca 血症の時➡急ぎの対応が必要〔明らかな高 Ca 血症なら, 症候性でなくても治療介入する（血清 Ca 値を上昇させる薬剤の中止を含め）〕.

- 上記以外➡ある程度余裕あり
  ＊考え方の目安（電解質セミナー門川俊明医師ご提供）
    ・症状なしか軽度で補正 Ca ≦ 12 mg/dL➡余裕あり
    ・症状なしか軽度で補正 Ca 12〜14 mg/dL➡case by case
    ・意識障害もしくは補正 Ca > 14 mg/dL➡急ぎの治療
  ＊補正 Ca 値 10〜11 mg/dL 台であっても AKI はきたしうる（柴垣有吾医師ご提供）.

▶ 取り急ぎ出しておく検査

- Ca とともにアルブミンも提出
- 尿電解質（尿 Cr, BUN, Ca, Na, K など）
- intact PTH, PTHrp, 1,25-ビタミン D を含めた採血
  ※市中病院では 25-ビタミン D の測定や外注検査提出が難しいことも多く, 高 Ca 血症では, ビタミン D は 1,25 のみの測定で鑑別は可能である.

▶ 治療（詳細は➡**6**各治療法について, 63頁）

表1 高 Ca 血症の治療 (柴垣有吾. より理解を深める！体液電解質異常と輸液. 3 版. 東京: 中外医学社; 2010. p.174-208[2]) より)

血清 Ca 濃度		治療方法
～12 mg/dL		・Ca・ビタミン D 摂取制限※1 ・生理食塩水投与（尿量確保） ・フロセミド投与検討
12～16 mg/dL	無症候性	生理食塩水＋フロセミド
	症候性	生理食塩水＋フロセミド＋カルシトニン＋ビスホスホネート
	心不全・腎不全	フロセミド＋カルシトニン＋（ビスホスホネート※2） 進行性や症候性は血液透析を考慮
16 mg/dL～		上記＋血液透析

※1: 食事中の Ca や処方薬に含有されている Ca, ビタミン D だけでなく，売薬やサプリメントの Ca, ビタミン D もないかかみてみる．ラクテックなどの輸液や IVH 製剤にも Ca が入っているものが多い．サイアザイドやリチウムも高 Ca 血症を助長する．

※2: 腎不全ではビスホスホネートは慎重に使用.

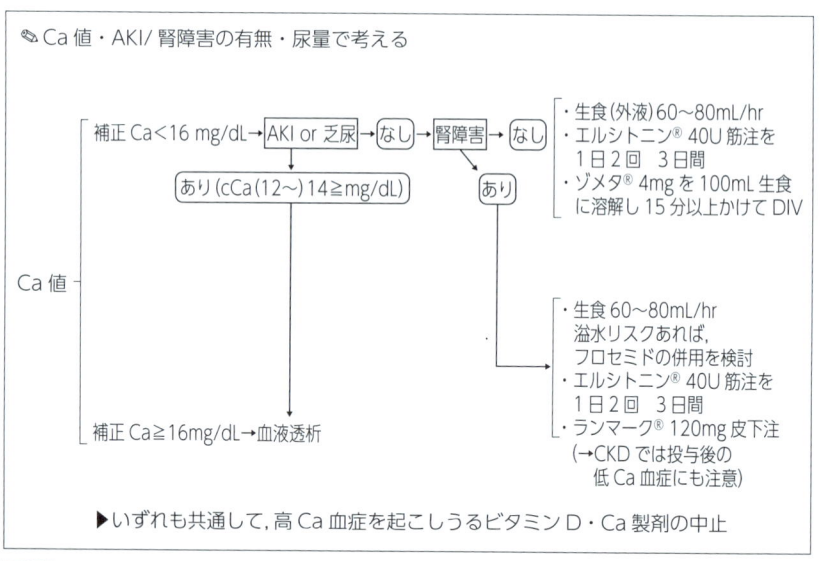

図1 高 Ca 血症: 考え方・動き方の参考目安

➤ 一般的な状況におけるごく簡略化した思考・動き方の参考目安（例えば，腎臓専門医不在時に患者さんが来た時に，非腎臓専門医が何を考えたらよいのか，ひとまず翌日までつなげられるような対応例．あくまで目安なので，状況に応じて適宜修正を）（図1）

2. 単位換算[3]

- 血漿総 Ca 濃度の基準値　8.4～10.2 mg/dL，4.2～5.1 mEq/L

生理的活性があるのはイオン化 Ca なので，総 Ca 濃度が低くてもイオン化 Ca が正常範囲なら問題ない．

- イオン化 Ca 濃度の基準値　4.2～5.1 mg/dL，2.1～2.5 mEq/L，1.1～1.3 mmol/L
- イオン化 Ca 濃度→血漿総 Ca 濃度（mg/dL）を推定する方法

　①血清 Ca 濃度の約 50％がイオン化 Ca 濃度として存在するので，「血漿イオン化 Ca 濃度（mg/dL）×2≒血漿総 Ca 濃度（mg/dL）」の関係にある．

　②イオン化 Ca 濃度が mEq/L 表示の時: mEq/L×2≒mg/dL なので，総 Ca 濃度（mg/dL）を出すには，イオン化 Ca（mEq/L）を 4 倍する．

　③イオン化 Ca 濃度が mmol/L 表示の時: mmol/L×4≒mg/dL なので，総 Ca 濃度（mg/dL）を出すには，イオン化 Ca（mmol/L）を 8 倍する．

　→血液ガス簡易検査の結果でイオン化 Ca（mmol/L）が出たら，8 倍すれば，血漿総 Ca 濃度の値を推定できる．

- 補正 Ca 値＝［実測血清 Ca（mg/dL）＋（4 － 血清 Alb（mg/dL））］

Ca の生理活性はイオン化 Ca のみで，アルブミンと結合した Ca には生理活性がないためこのような式になる．高度に血清アルブミンが低いときは，本邦では補正 Ca の値は補正されすぎることがあるので，イオン化 Ca の値を測定する．アメリカ骨代謝学会では，Ca 値の補正には，補正 Ca 値（mg/dL）＝実測 Ca 値（mg/dL）＋0.8×（4 － 血清アルブミン値）(g/dL) の式を勧めている[2].

※いつイオン化 Ca を測定するか（柴垣有吾医師ご提供）

高度腎不全の時に，Ca が異常値であった場合，イオン化 Ca の測定が推奨される．また，高度低アルブミン血症や血清アルブミン高値，多発性骨髄腫・マクログロブリン血症，高度のアルカレミアや持続血液浄化療法，副甲状腺機能亢進症などでイオン化 Ca 測定が推奨される[4].

- アルカローシスでは Ca とアルブミンの結合性が増すので，イオン化 Ca が減少す

る．実測または補正 Ca 値によらずイオン化 Ca が低値を示す可能性がある（総 Ca 濃度は正常のまま，低 Ca 血症の症状（例えば過換気症候群でのテタニーなど）を起こす[2]．

若手 Dr. からの質問 memo

「イオン化 Ca を測定した時は，総 Ca 濃度に換算した上で治療介入を検討すればよいのでしょうか？　どちらをどう解釈すればよいでしょうか？」

☞イオン化 Ca はその絶対値で考えるというよりも，あくまで実測 Ca 値や補正 Ca 値が本当に低 Ca 血症，高 Ca 血症なのかを診るために測定します．イオン化 Ca は測定に時間がかかり（外注もしくはイオン化 Ca 測定可能な血液ガス測定器に持っていく必要がある），これで Ca 値をモニターすることは現実的ではありません．そのため，イオン化 Ca で本当に高いのか，低いのかを確認し，あとは実測や補正 Ca 値でフォローすることになります．

3. 症状[1,2]

- 高 Ca 血症性クリーゼ: 意識障害，脱水，急性腎不全
- **全身症状**〔倦怠感，脱力（感）〕，**消化器症状**（食欲低下，嘔気，消化性潰瘍，便秘），**心臓症状**（高血圧，血管石灰化，QT 時間短縮），**腎症状**〔腎濃縮力障害（口渇，多飲，多尿），尿路結石，遠位尿細管性アシドーシス，腎不全〕，**精神症状**（意識障害，記銘力障害，思考力低下）が起こる[2]．

軽度（< 12 mg/dL）では，症状が起こりにくいが，進行に伴い，消化器症状が起こる．尿濃縮障害のため，多尿が生じる．12 mg/dL を超えると，意識レベル低下や昏睡が生じうる．中等度（12〜14 mg/dL）から高度（> 14 mg/dL）の高 Ca 血症が続くと，脱水による急性腎障害や高 Ca 尿症による腎石灰化が出現しうる．高度では，心電図 QT 時間短縮，不整脈出現が，18 mg/dL を超える場合は，循環動態不全や死亡が起こりえる[1]．

4. 鑑別と検査値の解釈

【鑑別】（文献 2）より）

表2 高 Ca 血症の鑑別

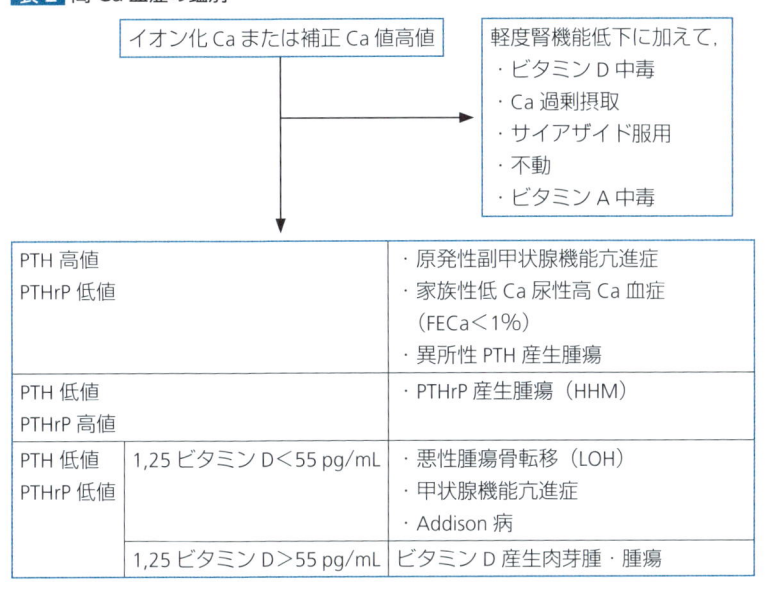

◆上記鑑別疾患・病態の説明[2,5]

- HHM（humoral hypercalcemia of malignancy）: PTHrP や活性型ビタミン D，PTH などの液性因子によるもの．PTHrP の産生によるものがほとんどで，扁平上皮癌（頭頸部癌，食道癌，肺癌，皮膚癌など），腎尿路系腫瘍，乳癌，子宮癌，成人 T 細胞白血病が多い．がんによる高 Ca 血症の多くを占める．一部の悪性リンパ腫や肉芽種性疾患によるビタミン D1α 水酸化酵素活性による活性型ビタミン D の上昇によるものや，異所性 PTH 産生腫瘍が報告されているが，まれである．

- LOH（local osteolytic hypercalcemia）: 骨局所でのがんによる破壊・融解によるもの．多発性骨髄腫，乳癌，前立腺癌などの骨転移が代表的なものである．

- ビタミン D 産生肉芽腫・腫瘍: サルコイドーシス，結核など
 ※悪性腫瘍は血清 Ca 値 11 前半以上の値を取りうるとする資料もある[5]．

- **カルシウム・アルカリ症候群**: 日常診療で遭遇しやすい．高 Ca 血症に急性腎障害，代謝性アルカローシスを合併する．これは Ca 製剤やビタミン D 製剤の過剰によるものであるが，特に，腎機能が低い場合に頻度が高いため，高齢者に多い．例えば，骨粗鬆症と腰痛症でビタミン D/Ca 製剤に NSAIDs が処方されている場合が典型的．腎機能が低下すると，高 Ca 血症の代償機構である尿 Ca 排泄が不十分であること，高 Ca 血症による不適切な利尿により体液量欠乏が助長されること，アルカリである Ca 製剤の蓄積による代謝性アルカローシスがさらに GFR を低下させるなどのメカニズムにより引き起こされる[2]．

※高 Ca 血症が顕在化するには，2 つ以上の原因が存在することが多い．例えば，Ca/ビタミン D 製剤だけでなく，例えば副甲状腺腫やサルコイドーシスがベースにあるなど．Ca 値の下がりが乏しい，再度上昇するなどの時は改めて原因検索が必要（柴垣有吾医師ご提供）．

5. 鑑別の際の検査[2]

- intact PTH: 基準値 10〜65 pg/mL だが，腎不全の場合はそれよりも高く，透析患者では 150〜300 pg/mL 程度．
- PTHrP: IRMA 法により測定する．基準値 ≦1 pmol/L．
- 尿 Ca 濃度（スポット尿）: 基準値 ≦約 200 mg/日あるいは，4 mg/kg 体重/日．

尿 Ca はアルカリ性で沈殿してしまうため酸性蓄尿（6N 塩酸を約 15 mL 添加）が必要なため，随時尿を使うことが多い．

随時尿 Ca の尿 Cr 補正: 尿 Ca（mg/dL），尿 Cr（mg/dL）のため，尿 Ca/尿 Cr でみる．上記の基準は 200 mg/日＝0.2 g/gCr で考えることが多い．

- FECa:

$$FECa = \frac{尿中\ Ca(mg/dL) \times 血清\ Cr(mg/dL)}{尿中\ Cr(mg/dL) \times 補正血清\ Ca(mg/dL) \times 0.5}$$

正常値は 2〜4 % 程度．家族性低 Ca 尿症性高 Ca 血症では FECa ≦1% となる．

6. 各治療方法について[1,2,6]

表3 高 Ca 血症の各種療法

種類	投与方法など	備考
経口リン製剤	Ca の腸管吸収を抑制する.	特に低 P 血症は積極的に治療する.
生理食塩水※1＋フロセミド	・生理食塩水を約 200〜300 mL/hr で開始し，100〜150 mL（もしくは 3〜4 L/日以上）の尿量を確保する. ・フロセミドの目安: 20〜40 mg Ⅳ，2〜4 時間毎	・心不全，腎不全に注意 ・肺水腫の出現や呼吸状態の悪化に注意する. ・体液量のネガティブバランスに注意※2 ・K や Mg を適宜補充
カルシトニン（破骨細胞抑制）: 効果が早い; 4〜6 時間以内に Ca 1〜2 mg/dL 低下	エルシトニン 40 単位筋注（または，生理食塩水 20〜50 mL で希釈して点滴静注）を 1 日 2 回 3 日間	・消失も早く，頻回投与で効果減弱，3〜4 割の患者で無効 ・ビスホスホネートとの効果は相加的

ビスホスホネート製剤（破骨細胞抑制）: 効果発現に 2〜3 日かかる. 持続は 1 回の静脈投与で 1〜2 週間. 腎不全での使用は安全性が確立しておらず緊急な場合に限られる.
・2 回目の投与は 1 週間以上の間隔を空けることが望ましい.
・副作用に急性腎不全や顎骨壊死（投与前の歯科受診が望ましい）がある. また Fanconi 症候群やネフローゼ症候群，インフルエンザ様症状（全身痛・悪寒・発熱）などがある.

種類		投与方法など	備考
ビスホスホネート製剤	ゾレドロン酸（ゾメタ®）	ゾメタ® 4 mg を 100 mL の生理食塩水 or 5%ブドウ糖液に溶解し，15 分以上かけて点滴投与	
	パミドロン酸（パミドロン酸二ナトリウム水和物®）	アレディア® 30〜45 mg を 500〜1000 mL の生理食塩水 or 5%ブドウ糖液に溶解し 4 時間かけて点滴静注	巣状糸球体硬化症によるネフローゼ発症の報告
ステロイド		約 1 mg/kg 体重を約 10 日間（例: プレドニゾロン 60 mg を 10 日間内服など）	ビスホスホネートやカルシトニンが使えない症例. 特にビタミン D 過剰の症例に有効.〔ビタミン D 過剰摂取，肉芽腫性疾患，悪性腫瘍（リンパ腫や骨髄腫）〕. 効果発現 4〜10 日
デノスマブ（RANKL 阻害薬）		例）デノスマブ（ランマーク® 120 mg 皮下注，適応外）※3	ビスホスホネートが不応あるいは高度腎不全のため使用できない場合に検討する.

（次頁につづく）

血液透析	カルシウムフリーの透析液で4時間程度施行する.	・非常に高度（Ca＞16 mg/dL）で症候性 ・腎不全，心不全や輸液負荷が安全にできない場合 ・腎不全で十分な尿量が確保できない場合

※1: 0.9%生理食塩水投与による細胞外液量・有効循環血漿量の増加自体が近位尿細管での Ca 再吸収を抑制する（フロセミドはヘンレループでの Ca 再吸収を抑制）. 高 Ca 血症では脱水を合併していることが多い.

※2: 必ず体液量を評価しつつ，尿量を見ながら生食の量やフロセミドを調節する. 生食を投与する際に溢水にならないようにするべき体液量の状態であれば，フロセミドを生食に併用するが，体液量が少ない時はフロセミドは使わずに生食・外液で体液量減少を補充しながら Ca 値低下を図る. その方向性がはっきりしていることが重要である.

※3: ランマーク® の添付文書には，多発性骨髄腫による骨病変および固形がん骨転移による骨病変の用量に関して，通常，成人にはデノスマブとして 120 mg を 4 週間に 1 回，皮下投与する，と記載がある[7].

7. 使用の具体例

- 例えば，担がん患者で高 Ca 血症が遷延しうる方で，腎機能障害があり，高 Ca 血症原因鑑別途中の段階において，フロセミドや生食を使いづらい場合（体液が euvolemic から容易に変動しやすい，腎機能障害があり脱水にしづらいが，ベースに心不全になりやすさもあるなど），デノスマブを検討してみる（☞ Case 26 ★）.
- 例えば，外来からの相談で，担がん患者で血清 Ca＜12 mg/dL の軽度高 Ca 血症で，体液は脱水でも過剰でもなく，飲水など可能な場合，フロセミド 20〜40 mg 処方，飲水励行などの手段を検討できる.

文献

1) 松原　雄, 柳田素子. 高カルシウム血症. 今日の問診票（更新日: 2019-01-18）.

2) 柴垣有吾. カルシウム・リン・マグネシウム代謝異常の診断と治療. より理解を深める！体液電解質異常と輸液. 3 版. 東京: 中外医学社; 2010. p.174-208.

3) 小松康宏, 西﨑祐史, 津川友介. その他（Ca, P, Mg）のバランス. シチュエーションで学ぶ輸液レッスン. 2 版. 東京: メジカルビュー社; 2015. p.225-37.

4) Calvi LM, Bushinsky DA. When is it appropriate to order an ionized calcium? J Am Soc Nephrol. 2008; 19: 1257-60.

5) 副田圭祐, 駒場大峰. カルシウム・マグネシウム異常. 日内会誌. 2022; 111: 934-40.

6) 龍華章裕. Ca 代謝. In: 藤田芳郎, 他編著. 研修医のための輸液・水電解質・酸塩基平衡. 東京: 中外医学社; 2015. p.219-44.
7) 今日の問診票. デノスマブ (商品名: ランマーク, プラリア).

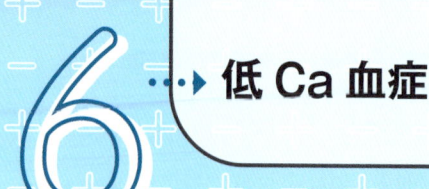

低 Ca 血症

定義: 血清 Ca 濃度＜8.6 mg/dL,
　　　血清イオン化 Ca 濃度＜1.16 mmol/L[1]
軽度　補正 Ca＞8 mg/dL, 中等度＜8 mg/dL, 高度＜7 mg/dL[2]
※単位については, Chapter 1-5. 高 Ca 血症 **2**単位換算 (59頁) 参照.

---

1. まず急ぎの対応

➡ 急性低 Ca 血症の症状[2]には,

- 神経筋症状: テタニー, 痙攣, Trousseau's sign, Chvostek's sign
- 心症状: QT 延長, 徐脈, 心収縮力低下, ジギタリス不応症

などがある.

➡ 高度 (補正 Ca＜7 mg/dL) または症候性の時の対応[1,2]

　8.5％グルコン酸カルシウム (カルチコール®) 10〜20 mL を 10〜20 分かけて投与

※ジギタリス服用患者では 30 分以上かける.

➡その後持続投与, Ca 濃度をみて適宜調節. (➡**4** (1) 高度 (補正 Ca＜7 mg/dL) または症候性の時の対応, 69頁)

➡ 低 Mg 血症があれば補正する. Mg と Ca は析出するので, **カルチコールと硫酸 Mg は一緒にはいれない.** (➡注意点・投与方法: ➡**4** (1) 高度 (補正 Ca＜7 mg/dL) または症候性の時の対応, 69頁)

---

2. 低 Ca 血症の症状[2]

(1) 急性低 Ca 血症

- 神経筋症状: テタニー, 痙攣, Trousseau's sign (腕に血圧計を巻いて収縮期血圧以上に 3 分以上保つことにより, 手根部のスパスムを惹起する. 手首屈曲, 母指

内転，手指関節屈曲がみられる），Chvostek's sign（耳の前部で顔面神経をタップして，顔面筋群の収縮を誘発する．口角・鼻翼の動きや，眼輪筋，顔面筋の収縮を観察する）．
- 心症状: QT 延長，徐脈，心収縮力低下，ジギタリス不応症

(2) 慢性低 Ca 血症の症状
- 知能低下，認知症，錐体外路症状（パーキンソン症状，ジストニア，舞踏病），うつ，不安，ミオパチー，クル病，骨軟化症（ビタミン D 欠乏），皮膚乾燥，角結膜炎，脳基底膜石灰化，白内障，中手骨短縮

3. 鑑別

(1) 聞いておくこと[1]
- ビタミン D 欠乏になりうる状況（日光不足，摂取不足，吸収不足）
- 内服（Ca を低下させうる薬剤: ビスホスホネート，Ca 受容体作動薬（静注透析用; パーサビブ®，ウパシタ®，経口; オルケディア®，レグパラ®），デノスマブ（プラリア皮下注®），ロモソズマブ（イベニティ®）など．透析患者で，Ca 受容体作動薬やデノスマブやロモソズマブなど急激に骨密度を上昇させる薬剤を投与すると，骨からの Ca 放出が急激に低下することで血清 Ca 低下が生じる[3]）．
- 甲状腺や副甲状腺の手術歴

(2) 出しておくべき検査[1]
- 血清 P，Mg，Cr，アミラーゼ，CK を含めた検査
- intact PTH，25（OH）ビタミン D，1,25（OH）ビタミン D:（主に平日に提出で可）

（3）低 Ca 血症の鑑別

表1 よく見られる疾患の鑑別（藤田芳郎，他編著．研修医のための輸液・水電解質・酸塩基平衡．東京: 中外医学社; 2015. p.219-44[1] より）

検査値	鑑別疾患
血清 P 値低下/PTH 上昇	・ビタミン D 欠乏（☞ Case 27 ★） ・急性膵炎 ・薬剤（ビスホスホネートなど）
血清 P 値上昇/PTH 低下	・低 Mg 血症 ・副甲状腺機能低下症など
血清 P 値低下/PTH 低下	・シナカルセト
血清 P 値上昇/PTH 上昇	・慢性腎臓病 ・腫瘍崩壊症候群 ・横紋筋融解症

表2 その他の鑑別（文献 2）参照）

・P≧3.5 mg/dL で，
  ・intact PTH＜35 pg/mL: 副甲状腺機能低下症，常染色体顕性低 Ca 血症，
                         頸部術後・放射線治療後（続発性甲状腺機能低下）
  ・intact PTH≧35 pg/mL: 偽性副甲状腺機能低下症

・P＜3.5 mg/dL で，

25（OH）vitD	1,25（OH）2vitD	鑑別
↑	↓	ビタミン D 依存性クル病 I 型
↑	↑	ビタミン D 依存性クル病 II 型
↓	↓	ビタミン D 欠乏（低栄養・露光低下）

（4）疾患の説明

- Hungry bone 症候群: 前立腺癌の骨転移や，原発性・続発性副甲状腺機能亢進症の副甲状腺全摘後に，急速に骨へ Ca が移行し，引き起こされる．アルカリホスファターゼが著増する[2]．低 P，低 Mg 血症をきたす[2]．

- 偽性副甲状腺機能低下症: 副甲状腺ホルモン不応症で，指定難病．典型的な症状は，乳幼児期に低 Ca 血症によるテタニーや全身痙攣を起こす．低身長，特徴的な円形顔貌，第 4・5 中手骨の短縮，皮下骨腫などの特徴的な身体徴候がある．甲状腺機能低下症，性腺機能低下症，成長ホルモン分泌不全症を合併しうる．診断には負荷試験や遺伝子検査などもある．低 Ca 血症改善のため活性型ビタミン D

薬（±Ca 製剤）を投与する．抗痙攣薬を使うこともある．まれな疾患で予後に関する情報は乏しいが，適切な治療を継続すれば生命予後は比較的良好と推測される[4]．

- 常染色体顕性低Ca血症: 特発性副甲状腺機能低下症との鑑別が困難であることが多いが，常染色体顕性低Ca血症では，PTH は低Ca血症に比して相対的に低い（正常かそれ以下）．この病気は低Ca血症などの異常は軽度であることが多く，治療は必要がないことが多い．ビタミンD を投与すると，著明な高Ca尿症により腎障害をきたすので注意[2]．
- クル病[2]
  ・ビタミンD 依存性クル病 I 型: 1α hydroxylase 活性に異常がある．
  ・ビタミンD 依存性クル病 II 型: ビタミンD receptor に異常がある．

骨軟化症は骨石灰化障害を特徴する疾患で，成長軟骨帯閉鎖以前に発症した場合をクル病と呼んでいる．骨痛，筋力低下が主な症状で，鳩胸・脊椎変形などの骨変形や成長の変化をきたす．治療は病因により異なる[5]．

4. 低 Ca 血症の治療

(1) 高度（補正 Ca＜7 mg/dL）または症候性の時の対応[1,2]

・8.5％グルコン酸カルシウム（カルチコール®）10〜20 mL を 10〜20 分かけて投与

※ジギタリス服用患者では 30 分以上かける．

※グルコン酸カルシウムは，5 mL と 10 mL があり，1 mL あたりカルシウムとして 7.85 mg（0.39 mEq）を含んでいる．初めに Ca として 4.0〜8.0 mEq（80〜160 mg）投与する．**速度が速いと心停止・不整脈を起こしうる**．

その後，

・カルチコール® 原液を 2〜4 mL/hr（1〜2 mEq/hr）で経中心静脈投与，もしくは，
・カルチコール® 14〜38 mL を生理食塩水もしくは 5％ブドウ糖に溶解し 6 時間かけて投与（注射に際しては，血管外に漏出しないように注意する）．

例えば，覚えやすいやり方としては[6]，

①カルチコール® 10 mL ＋生食 100 mL を 300 mL/hr で投与

②（①の終了後）カルチコール® 20 mL ＋生食 500 mL を 100 mL/hr で投与

その後の Ca 濃度の値をみて適宜調節する．

・同時に，炭酸 Ca 9〜12 g/日，ビタミン D（例: ワンアルファ® 3 µg/日）を開始して カルチコールを徐々に減量できるようにしていく．

　血清 Ca 濃度の目標値は，**正常最低値**とする．

　（☞ Case 29 ★）

※低 Mg 血症があれば，補正する．腎不全がなければ，硫酸 Mg（マグネゾール®）2 g（20 mL）を 10 分程度で静注し，〜1 g/hr 程度で補正されるまで持続投与を行う．しかし Mg と Ca は析出するので，**カルチコールと硫酸 Mg は一緒には入れない**．

≪治療の注意点≫

・**溶液にリン酸や重炭酸を含んではいけない[1]**．

・**副甲状腺全摘術後は低血糖が生じることがあり**，ブドウ糖輸液や頻回の血糖チェックをする．

（2）中等度以下，無症候性の時の対応

時間的余裕があるので，経口で補正が可能．

①無症候性で中等度（補正 Ca 濃度＜8 mg/dL）

・炭酸カルシウム 3〜6 g/日

・ビタミン D 製剤

〔ワンアルファ® なら 2〜6 µg/日（特発性副甲状腺機能低下症），1〜3 µg/日（偽性副甲状腺機能低下症．ロカルトロール® ならその半量）〕

※尿中 Ca/Cr 比が 0.3 g/gCr を超えないように量を調整する（尿路結石予防．必要であれば，サイアザイドで尿 Ca 値を下げることも考える）．

②軽度（補正 Ca＞8 mg/dL）

・食事またはサプリメントで Ca 摂取を増やす（1 日 1000 mg 以上）

③慢性低 Ca 血症の治療[2]

血清 Ca: 8〜8.5 mg/dL を目標とする．これ以上は尿路結石や高 Ca 腎症を起こす．Ca で 1 日 1500〜2000 mg，1α ビタミン D で 1〜6 µg，1,25 ビタミン D で 0.5〜3 µg を必要とすることが多い．特発性副甲状腺機能低下症は，偽性副甲状腺機能低下症より約 2 倍のビタミン D 製剤を要する．

※ビタミン D 製剤の種類:

● 1α ビタミン D: アルファカルシドール（ワンアルファ® など）

● 1,25 ビタミン D: カルシトリオール（ロカルトロール® など）

※沈降炭酸カルシウム（軽度で慢性の時）: Ca として，500〜1000 mg/日から開始し，徐々に増大して最大 2000 mg までとする[1]．炭酸 Ca 製剤は，1000 mg 処方することで，Ca を 400 mg 内服することになる（具体的な処方としては，沈降炭酸 Ca 1〜5 g/日を分割投与，となる）．乳酸 Ca は 1000 mg 中，Ca は 130 mg 含まれる[1]．

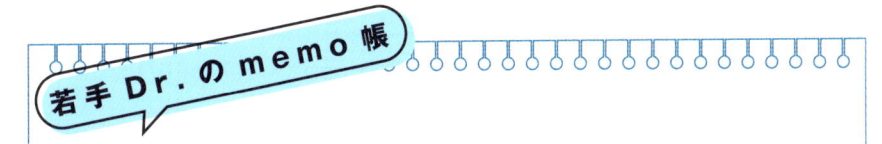

よく使う治療の具体的オーダー一覧
〜今更聞きづらいが，調べるのに若干時間がかかる具体的オーダー〜（再掲）

①カルチコール® 10 mL＋生食 100 mL を 300 mL/hr で投与
②（①の終了後）カルチコール® 20 mL＋生食 500 mL を 100 mL/hr で投与
その後の Ca 濃度の値をみて適宜調節する．
注）カルチコールと硫酸 Mg は一緒には入れない．
注）溶液にリン酸や重炭酸を含んではいけない．
末梢点滴は静脈炎に注意する．そのため，持続点滴の際は経中心静脈が示されているが，CV 挿入の人手がない時は，数時間後に Ca 値を再検して，再度，①を検討していくなどのやり方も考慮することもある．

文献
1）龍華章裕．Ca 代謝．In: 藤田芳郎，他編著．研修医のための輸液・水電解質・酸塩基平衡．東京: 中外医学社; 2015. p.219-44.
2）柴垣有吾．カルシウム・リン・マグネシウム代謝異常の診断と治療．より理解を深める！体液電解質異常と輸液．3 版．東京: 中外医学社; 2010. p.174-208.
3）稲葉雅章．骨粗鬆症治療におけるビタミン D と Ca 受容体作動薬の意義．腎と透析．2023; 95: 356-60.
4）竹内靖博，小川佳宏．偽性副甲状腺機能低下症．今日の問診票（更新日: 2019-03-22).
5）福本誠二，小川佳宏．骨軟化症．今日の問診票（更新日: 2019-07-18).
6）佐藤弘明．低 Ca 血症．レジデントのためのこれだけ輸液．東京: 日本医事新報社; 2020. p.202-4.

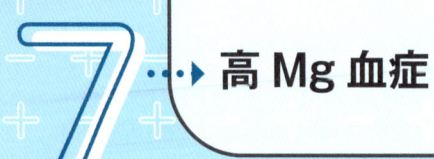

7 ···▶ 高 Mg 血症

定義: 血清 Mg 濃度 > 2.7 mg/dL（= 1.1 mmol/L = 2.2 mEq/L）[1]
〈重症度: 症状の箇所参照〉

1. まず急ぎの対応

▶ ①高度（Mg > 約 5 mg/dL），**症候性**（➡**2**高 Mg 血症の症状，73 頁），**腎機能障害**➡急ぎの対応

②軽度（Mg < 約 5 mg/dL），症状なし，腎機能低下なし➡時間的余裕あり: Mg 製剤の中止，必要なら生理食塩水点滴・フロセミド投与など

▶ 治療（➡**4**高 Mg 血症の治療，74 頁）

- Mg 摂取の中止
- グルコン酸 Ca
- 十分な生理食塩水の点滴
- フロセミド投与
- 血液透析: 腎機能低下例では高度の高 Mg 血症で，特に症候性のものは血液透析施行を考慮する．
- 徐脈であれば一時的ペースメーカーが，呼吸不全であれば呼吸管理が必要．

▶ 一般的な状況におけるごく簡略化した考え方・動き方の参考目安（例えば，腎臓専門医不在時に患者さんが来た時に，非腎臓専門医が何を考えたらよいのか，ひとまず翌日までつなげられるような対応例．あくまで目安なので，状況に応じて適宜修正を）（図 1）

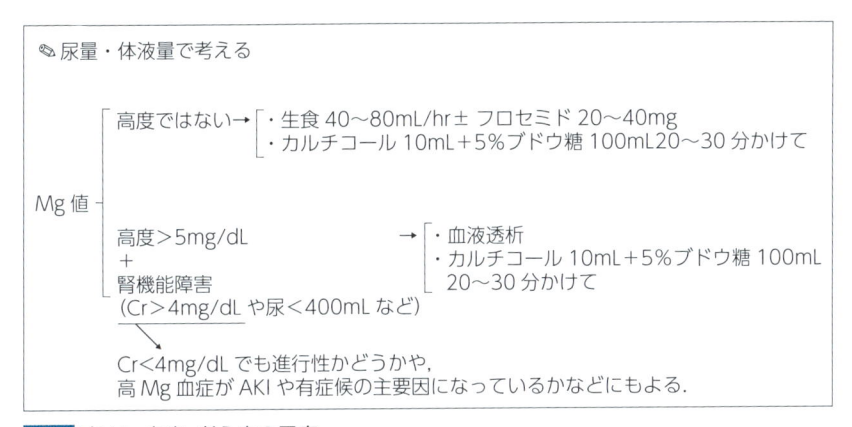

図1 高 Mg 血症: 考え方の目安

2. 高 Mg 血症の症状[1,2]

- 4.8 mg/dL < Mg < 7.2 mg/dL: 傾眠傾向, 意識混濁, 深部腱反射消失, 嘔気嘔吐
  Mg 6 mg/dL を超えると PR, QT 延長などが出現する[3].
- 7.2 mg/dL < Mg < 12.0 mg/dL: 意識障害, 低血圧, 徐脈, 低 Ca 血症
- 12.0 mg/dL < Mg: 四肢麻痺, 完全房室ブロック, 心停止

  高 Mg 血症を見たら心電図をとる.

3. 高 Mg 血症の鑑別[1,2]

1) Mg を摂取しても腎機能が正常であれば, 腎から排泄されるため, 高 Mg 血症は
   腎機能低下が背景にあることが多い.
2) 摂取過剰: Mg 含有制酸剤 (マーロックス® など), 下剤, 浣腸, 腎不全患者にお
   ける注腸前のマグコロール®, preeclampsia に対する Mg 静注など. 炎症性腸疾
   患や胃腸の穿孔・閉塞があると Mg が上昇しやすい.
3) その他: 家族性低 Ca 尿性高 Ca 血症, 糖尿病性ケトアシドーシス, 腫瘍崩壊症候
   群, テオフィリン中毒, リチウム摂取, 副腎不全, カルシウムアルカリ症候群な
   ど.

   尿 Mg 排泄量 > 20 mg/日であれば Mg 摂取過剰が疑われる. 尿 Mg 排泄量 <
20 mg/日で, eGFR < 15 であれば腎障害や脱水, eGFR > 15 であれば, 甲状腺機能

低下や低 Ca 血症，アルドステロン低下，副甲状腺機能亢進，脱水が疑われる．

　尿 Mg 排泄量に変動がある場合は，異化亢進や糖尿病性ケトアシドーシスが疑われる[3]．

4. 高 Mg 血症の治療[1,2]

- Mg 摂取の**中止**: 血清 Mg の半減期は 28 時間である．腎機能正常例では特に治療の必要ないことが多い．
- **グルコン酸カルシウム**: 心伝導系への影響があるときに Mg 拮抗作用を利用する．末梢から 5〜10 分かけてグルコン酸カルシウムを Ca として 100〜200 mg を静注する．ジギタリス服用中は時間をかけて投与する．8.5% グルコン酸カルシウム（カルチコール®）の場合は，13〜25 mL の投与となる〔1 mL あたり Ca 7.85 mg（0.39 mEq）を含む〕
（例えば，10〜20 mL を 10〜20 分かけて[4]）
- 十分な**生理食塩水**の点滴: Mg 排泄
- **フロセミド**の投与も有効
- **血液透析**: **腎機能低下例**，**高度高 Mg 血症**，特に**症候性**のものは考慮する．
- 徐脈であれば**一時的ペースメーカー**が，呼吸不全であれば**呼吸管理**が必要．

文献

1) 大山友香子．Mg 代謝．In: 藤田芳郎，他編著．研修医のための輸液・水電解質・酸塩基平衡．東京: 中外医学社; 2015．p.245-60．
2) 柴垣有吾．カルシウム・リン・マグネシウム代謝異常の診断と治療．より理解を深める！体液電解質異常と輸液．改訂 3 版．東京: 中外医学社; 2010．p.174-208．
3) 猪阪善隆，柳田素子．高マグネシウム血症．今日の問診票（更新日: 2019-08-30）．
4) 龍華章裕．Ca 代謝．In: 藤田芳郎，他編著．研修医のための輸液・水電解質・酸塩基平衡．東京: 中外医学社; 2015．p219-44．

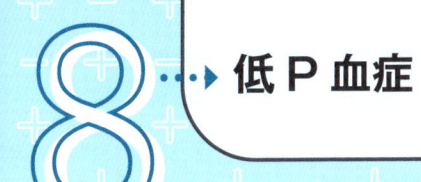

8 ... 低P血症

> 定義: 血清P濃度　成人＜2.5 mg/dL[1]
> 高度: 血清濃度＜1.5 mg/dL[2]

---

1. まず急ぎの治療

▶ 急性低P血症

組織低酸素血症を起こす: **代謝性脳症**（意識障害），**近位筋萎縮**（脱力，倦怠感），**イレウス**，嚥下障害，横紋筋融解，溶血，白血球・血小板機能低下[2]

▶ 高度・症候性/経口摂取が難しいもの: 点滴で治療（➡**4**低P血症の治療（1）高度・症候性/経口摂取が難しいもの, 76頁）（ビタミンD欠乏によるものはビタミンD投与）

▶ 高度ではなく，症候性でないもの➡時間的余裕あり（➡**4**低P血症の治療（2）高度ではなく，症候性ではないもの, 77頁）

▶ リフィーディング症候群の対応（➡**5**リフィーディング症候群, 77頁）

---

2. 低P血症の症状

（1）急性低P血症

組織低酸素血症を起こす: 代謝性脳症（意識障害），近位筋萎縮（脱力，倦怠感），イレウス，嚥下障害，横紋筋融解，溶血，白血球・血小板機能低下[2]

＜注意したい状況＞ICUでの低P血症は**呼吸筋力低下**（呼吸筋麻痺）などを起こしうるので注意が必要.

（2）慢性低P血症

小児ではくる病，成人では骨軟化症，尿Ca排泄増加（尿路結石）[2]

---

3. 低P血症の鑑別

　低栄養，アルコール多飲，入院後の急な栄養補給によるリフィーディング症候群，高カロリー輸液を継続しなければいけないような状態，利尿薬使用などでは特にP低下を予想する．

表1 低P血症の鑑別（柴垣有吾．より理解を深める！体液電解質異常と輸液．3版．東京: 中外医学社; 2010．p.174-208[2]より※1）

細胞外から細胞内への移動		インスリン・ブドウ糖投与，急性呼吸性アルカローシス，敗血症（特にグラム陰性桿菌），カテコールアミン過剰状態
スポット尿［P］＜20 mg/dL: 腸管での吸収低下，経口摂取低下		アルコール多飲，低栄養，下痢，吸収不良症候群，アルミ含有製剤
スポット尿［P］＞20 mg/dL: 腎での再吸収低下※2	Ca 高値	原発性副甲状腺機能亢進症，悪性腫瘍
	Ca 正常	ビタミンD抵抗性クル病，腫瘍性クル病
	Ca 低値	ビタミンD依存性クル病

※1: 薬剤性に低P血症を起こすものには，制酸薬（AlやCaを含有する薬剤），ビスホスホネート，インスリン，静注用鉄剤フェジン®（近位尿細管のP再吸収を阻害），ステロイド，シスプラチン，シクロスポリンなどがある[2]．
※2: 腎での再吸収低下には，Fanconi 症候群もある．アルコール多飲では，低栄養によるビタミンD欠乏・P摂取不足だけでなく，尿細管障害によるP利尿の要素もある．

〈鑑別における検査〉
　FEp が 5%以上であれば，腎排泄亢進を考える[1]．

4. 低P血症の治療

（1）高度・症候性/経口摂取が難しいもの

- リン酸2カリウム 100〜150 mg までとし，6時間以上かけて投与[2]．
  - （例）無症状でP＜1.0 mg/dLの時: 体重50 kgで，リン酸ナトリウムかリン酸2カリウム注（1アンプル20 ml）8 mLを6時間かけて投与（有症状の場合は，倍の16 mLを6時間かけて投与）．
  - **※希釈して緩徐に投与，Ca含有製剤には混注しない**（下記≪注意点≫参照）
  - ＊リン酸2カリウム注: 1アンプル（20 mL）；リン: 310 mg（10 mmol），K^+: 20 mEqを含有（K負荷を避けたい場合はリン酸ナトリウム補正液にする）[3]．

* リン酸ナトリウム補正液: 1アンプル（20 mL）; リンの含有量はリン酸2カリウム注と同じ. Na^+: 15 mEq を含有[3].
- ビタミンD欠乏によるものはビタミンD投与

≪注意点≫[3]

- なるべく経口で: 静注だと異所性石灰化が起きやすい.
- **腎機能低下や高齢者では半量投与**
- Ca, Kも頻回に確認
- 静脈注射は, 500 mL の生食に溶解するなど希釈して緩徐に投与. **Caとリン酸塩を形成するためCa含有製剤には混注**しない.
- ICUで, 腎機能低下と高Ca血症がなければ, スライディングスケールで治療することもある. 詳しくは, 文献3）を参照.

(2) 高度ではなく, 症候性ではないもの

- 血清P濃度≧2 mg/dL なら, 通常治療は必要ない.
- 血清P濃度≦2 mg/dL で慢性的に持続すると考えられる時, 骨軟化症がみられるもの:
  - ・経口P製剤1日2～3 g[2], もしくは1～2 g もしくは20～40 mg/kg のPを数回に分割して投与[3].
  - （例）ホスリボン® は, 1包にPとして100 mg含有. 添付文書での限度は1日あたりPとして3000 mg となっている. 例えば, 1日につき10～20包を数回にわけて投与する. 原因によるが, 一般には7～10日の投与が必要[3]. 高度でなければ, 一時的なものであれば, 実際には3包前後～9包分3程度でコントロールできることもある.
  - ・乳製品（牛乳やチーズなど）
  - ・静脈栄養での予防: 20～30 mmol/L のリン酸を入れることが予防（ビタミンB_1補充, K/Mg補正も併せて）となる[3].

5. リフィーディング症候群

　高度な栄養不良状態にある患者に栄養療法を開始すると, インスリンの作用により細胞外液から細胞内への電解質移動が増加し, 急速かつ著明な P・K・Mg の低下が生じる. 適切量のPが投与されていなければ, 栄養開始後数時間で血清P値が1

mg/dL を下回り，死亡することもある．また，心機能が低下している患者に，水分・ブドウ糖・Na 含有輸液を開始すると，インスリンの作用により，Na と水の再吸収が亢進し，心不全が起こりえる．また，（徐脈を呈している高度栄養不良患者における）栄養開始後 1 週間以内の心室性頻脈性不整脈による突然死や，多量のブドウ糖点滴・高炭水化物含有食による尿糖・脱水・高浸透圧性昏睡にも注意が必要である．ビタミン B_1 欠乏患者に高炭水化物による栄養補給を行うと，Wernicke 脳症を突然引き起こすことがある[4]．

≪リフィーディング症候群の予防≫[4]

〈水分量〉

栄養補給開始時の 1 日水分投与量は，800 mL に不感蒸泄量を加えた程度にする．ただし，体液貯留や脱水のある患者では適宜輸液量と Na 量の調整をする．1 日 0.25 kg 以上あるいは，1 週間 1.5 kg 以上の体重増加がみられる場合は，体液貯留が起こっていることが多い．

〈カロリー〉

栄養療法開始直後は，約 100 g の炭水化物を含む **10〜15（重症では 5）kcal/kg /日のエネルギー** とする．

カロリーの漸増方法は，栄養不良状態の程度と，どの程度栄養補給再開に耐えうるかによる．一般的には，**24〜48 時間ごとに 2〜4 kcal/kg ずつカロリーを増やしていく．高血糖・低血糖発作両方に注意が必要**[5]．

〈蛋白〉

栄養療法開始直後は，実体重 1 kg あたり 1.5 g の蛋白質とする．

〈Na〉

1 日量にして 60 mEq あるいは，1.5 g 程度に制限する．

〈その他〉

P・K・Mg は腎機能が正常であれば十分量を投与する．適宜微量元素やビタミンを補充する．（文献 4 表 2-3 に）微量元素・脂溶性ビタミン・水溶性ビタミンの必要量と欠乏症の評価について記載がある．リフィーディング症候群予防のための栄養投与には，**ビタミン B_1** 100 mg を 1 日 2 回，1 週間投与する[5]．この量は 1 日の必要量（3 mg）よりもかなり多い量であるが，ビタミン B_1 は水溶性で大部分が尿へ排泄され，過剰症は生じない．他の水溶性ビタミンも減少していることから，総合ビタミン剤の併用も可能であれば行う．通常のビタミン B_1 が入っているとされてい

る点滴（ビーフリード®，エルネオパ®，フルカリック® など）は，維持量しか入っておらず，リフィーディング時にはこの量でも，ビタミン B_1 欠乏症が生じることがあるので注意が必要である．

〈測定〉

　体重・飲水量・尿量・血糖値・電解質は，初期（最初の3〜7日）は連日測定し，投与量を適宜調整する．

文献

1）寺下真帆，藤田芳郎．低リン酸血症の診かた考え方．In: 藤田芳郎，他編著．研修医のための輸液・水電解質・酸塩基平衡．東京: 中外医学社; 2015．p.266-71.
2）柴垣有吾．カルシウム・リン・マグネシウム代謝異常の診断と治療．より理解を深める！体液電解質異常と輸液．3版．東京: 中外医学社; 2010．p.174-208.
3）土師陽一郎，藤田芳郎．低リン酸血症の治療．In: 藤田芳郎，他編著．研修医のための輸液・水電解質・酸塩基平衡．東京: 中外医学社; 2015．p.272-4.
4）Cooper DH, et al. ed. 高久史麿，和田　攻，監訳．ワシントンマニュアル第11版．東京: メディカル・サイエンス・インターナショナル; 2009．p.41-61.
5）中屋　豊，阪上　浩，原田永勝．リフィーディング症候群．四国医誌．2012; 68: 23-8.

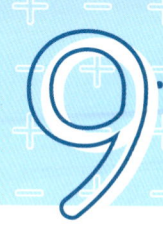

9 複合的な電解質異常

複合的な電解質異常を見たら考えることを一言でいうと

『治療を先にすべき病態として，低値となる電解質異常では，高度低 K/低 Mg/低 Ca/低 P 血症は鑑別前でも補充を急ぐ（高値となるものでは高度高 K/高 Mg/高 Ca 血症は血液透析緊急施行含め低下させることを急ぐ）．低 Na 血症は重症・症候性・急性（ただし自然に Na が上昇しうる病態以外）では鑑別前に治療を急ぎ，それ以外では病態によって治療方向性が違うので鑑別しながら治療する．どの電解質異常が急ぎか優先度をつけながら対応する（高度・症候性のものから）．特に高 K/低 K，低 P，高 Mg/低 Mg，低 Na など』

（1）それぞれの電解質異常に対する考え方

- とりあえず補充しながら，診断はコンサルト当日には出ない可能性があるもの→低 K 血症，高 Na 血症など
- 重症はまず補正だが，そうでなければ鑑別・方向性をつけて補正していくもの→低 Na 血症など（☞ Case 32, 33 ★）

（2）当直に申し送りして夜も再検したいもの

例えば，高度・症候性でなければ，高 K/低 K 血症，高 Na 血症，低 P 血症，高 Mg/低 Mg 血症，高 Ca 血症は補充や治療開始していれば，翌朝再検でよいことが多いが（透析必要性などは日中のうちに判断），低 Na 血症は尿量指示にかかるようであれば夜再検申し送りを検討する，高度低 Ca 血症治療開始直後は，カルチコール投与が再度必要かどうか，なるべく夜間に一度もしくは早朝に再検申し送りを検討する（☞ Case 32 ★）．

1. 低 Mg 血症について

定義: 血清 Mg 濃度 < 1.6 mg/dL（= 0.6 mmol/L = 1.3 mEq/L）[1]

　　　高度: Mg < 1.0 mg/dL[2]

(1) 症状[2]

血清 Mg 濃度が正常でも，体内 Mg が欠乏している場合があるので注意が必要.

低 Mg 血症の症状としては，**食欲不振，筋力低下，テタニー**などがある.

- **低 K 血症**（低 Mg 血症による低 K 血症は Mg 補充以外の治療に抵抗性なので Mg を補う）.
- **低 Ca 血症**（PTH 分泌低下・抵抗性，低ビタミン D 状態）: Mg を補充する.
- **心血管系**への影響:

　［心電図所見］QRS 開大，T 波増高がみられることがある. 高度になると，QRS さらなる開大，PR 間隔延長，T 波消失，心室性不整脈(PVC や torsades de pointes など）→突然死のリスクとなる.

(2) 対応を急ぐかどうか

①高度で症候性（不整脈・テタニー）➡対応を急ぐ

- 硫酸 Mg（マグネゾール® = 2 g/1 A, コンクライト® Mg 243 mg/1 A）1～2 g を 10 分程度かけて静脈注射→その後必要に応じて同量を 8～24 時間かけて持続点滴し，適宜追加する[2].

　もしくは，

- 痙攣や心室性不整脈例（torsades de pointes など）など緊急性の場合;

　硫酸 Mg 補正液 0.4～0.8 A or マグネゾール® 0.5～1 A を 50 mL の生理食塩水またはブドウ糖に溶解し，15 分程度かけて投与（腎機能低下例ではその半分の投与量）.

- テタニーや低 Ca 血症や不整脈など重篤な Mg 欠乏の場合;

　硫酸 Mg 補正液 2.5 A or マグネゾール® 3 A を 1 L 以上の輸液（リン酸イオンを含まない輸液）に溶解して，8～24 時間かけて点滴静注し，血清 Mg 濃度を 1 mg/dL に維持する. 2～6 日後は 1 日量を硫酸 Mg 補正液なら 1.5 A，マグネゾールなら 2 A にする[1].

※硫酸 Mg 補正液とマグネゾール®は 1 アンプルあたりの含有量が異なる. また，マ

グネゾール® の適応は子癇の発症抑制および治療なので，使用する際は保険適応外なので注意が必要である[1].

〈補充の効果〉[1]

　Mg の血中濃度は早めに上昇するが，細胞内の是正には時間がかかるので，血清 Mg 濃度が正常値に達してから 1～2 日間は投与を続ける必要がある.

〈注意点〉[1]

- GFR 低下例では高 Mg 血症に注意が必要である. 投与量を 25～50％減量する. 腱反射低下は高 Mg 血症を示唆する. 高齢者，るい痩，寝たきり，下肢切断後では，Cr 正常でも腎機能が低下していることが多いので，注意して考える.
- 低 Ca 血症: 大量の硫酸 Mg 投与にて血清 Ca 濃度が落ちることがあるので，低 Ca 血症の際は，Mg 投与速度を落として慎重に投与する.
- 低 K 血症: 大量の硫酸 Mg 静脈投与により低 K 血症を増悪させる可能性があるため注意する〔硫酸イオンは集合管で再吸収されない陰イオンであり（尿細管腔の陰性荷電が強くなる），陽イオンの K^+ が陰性荷電にひかれて尿に出やすくなるため[1]〕

②高度・症候性以外の状況[2]

(1) 高度で症状なし➡ボーラス投与せず，持続点滴のみとする. 静注用の Mg はその約半分が尿中に排泄されてしまうため，Mg 濃度が 1 mg/dL を超えた時点で経口摂取が可能であれば，経口による緩徐作用型の Mg 製剤に切り替える必要がある.

(2) Mg＞1 mg/dL➡下痢に注意して経口投与する.

〈注意点〉[1]

- Mg 300 mg/日以上は下痢を起こす可能性がある.
- 酸化マグネシウムや水酸化マグネシウムはアルカローシスをきたす可能性がある. 硫酸マグネシウムは低 K 血症をきたす可能性がある.
- マグネシウムはニューキノロンやアジスロマイシン，ミコフェノール酸モフェチルなどの経口吸収率を落とす可能性がある.
　無症候性かつ高度ではない➡原疾患治療を優先する.

（3）低 Mg 血症の鑑別[1,2]より

表1 鑑別疾患

消化管からの消失	低栄養，慢性アルコール中毒，慢性下痢，吸収不良症候群，潰瘍性大腸炎，クローン病，脂肪便，下剤乱用，急性膵炎，プロトンポンプインヒビター，腸切除後，長期的腸管ドレナージ
腎からの喪失	利尿薬，細胞外液量増多（近位尿細管再吸収低下），多尿，浸透圧利尿，高 Ca 血症，アルコール多飲，薬剤（アミノグリコシド，シスプラチン，シクロスポリン，タクロリムス，アムホテリシン B，ペンタミジン，ホスカルネット，抗 EGFR 抗体），尿細管機能異常（Bartter 症候群，Gitelman 症候群，移植腎など），原発性副甲状腺機能亢進症，原発性アルドステロン症
その他	Hungry bone syndrome，Refeeding syndrome，高血糖，急性間欠性ポルフィリン症，皮膚からの喪失（熱傷，大量発汗）

※アルコール多飲と利尿薬が原因として頻度が高い．
※ Mg の再吸収はほぼ小腸に限られるので，短腸症候群では低 Mg 血症をきたしやすい[2]．
※ Ca は十二指腸でも再吸収されるので，小腸がないだけでは低 Ca 血症をきたしにくい[2]．

〔診断手順[2]〕

- スポット尿 Mg 尿度＜10 mg/dL もしくは **FEMg**＜2%➡消化管からの喪失を考える．
- スポット尿 Mg 尿度＞10 mg/dL もしくは FEMg＞2%➡腎からの喪失を考える．
- ＊FEMg の計算方法: FEMg＝尿中 Mg×血清 Cr÷[(0.7×血清 Mg)×尿 Cr]×100
  （Mg の 70% しか糸球体で濾過されないため，血清 Mg 値に 0.7 をかける）

≪症例報告≫[3]

　PPI（proton-pump inhibitors）の副作用に，低 Mg 血症があるが，無症候性に起こりうる．低 Ca 血症や低 K 血症があると，低 Mg 血症があることを想起させるが，上原らの報告では，サイアザイド利尿薬を内服している時期に，低 Ca 血症がマスクされていたことが示されている（サイアザイド利尿薬内服下では血清 Ca 値は上昇する）．PPI 投与中の低 Mg 血症はまれではなく，低 Mg 血症だけでなくそれに引き続いて起こる低 Ca 血症・低 K 血症は致死的な不整脈を起こしうる．PPI やサイアザイド利尿薬を処方する場合は，必ず血清 Mg 値や Ca 値を習慣的に評価するべきことが強調されている[3]．

≪最近のエビデンス≫

　CKD 患者に Mg 製剤を処方する際は，予想外の高度高 Mg 血症を防ぐために，処方医が血清 Mg 値を定期的に採血でモニターすることはもちろん重要となる．一方，近年，慢性腎臓病患者において，どの病期でも一定の割合（15％程度）で低 Mg 血症が存在することが報告されている[4]．これは尿蛋白，尿細管障害によって引き起こされる腎性喪失によるものであることが示されている．また，値をモニターしながら，少量の酸化 Mg 製剤での Mg 補充によって，冠動脈石灰化進行を防いだという報告があり[5]，血管石灰化予防と便秘予防に酸化 Mg による治療の有用性がいわれている．

2. その他の電解質異常

　高 P 血症の原因として，**腫瘍崩壊症候群，横紋筋融解**には注意．

3. 複合的に電解質異常をきたしうる状況の鑑別例

- アルコール多飲
- 溶質摂取不足（炎症性・敗血症性・イレウスなどで摂取困難）
- 担がん患者の食欲低下
- 悪性腫瘍骨転移による高 Ca 血症とそれによる低 Mg 血症＋ゾメタによる低 P 血症＋生食・フロセミド投与による低 K 血症，など

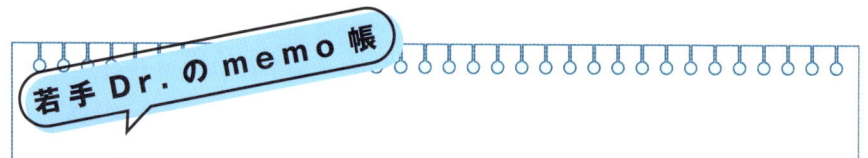

若手 Dr. の memo 帳

よく使う治療の具体的オーダー一覧
～今更聞きづらいが，調べるのに若干時間がかかる具体的オーダー～

☑ **低 Mg 血症の補充オーダーの一例**（詳細は文献 6）参照）
Mg 基準値: 1.8～2.6 mg/dL
　　☑ 重症（torsades de pointes がある場合）

①硫酸 Mg 補正液 0.5 A もしくはマグネゾール® 0.5 A を 3〜5 分で静注. 改善しなければ 5〜15 分で繰り返し投与を検討.

②（①の終了後）硫酸 Mg 補正液 2 A（もしくはマグネゾール® 2 A）＋生食 500 mL を 100 mL/hr で投与.

☑ 中等症（Mg 1.2 mg/dL 未満で torsades de points がない場合）

①硫酸 Mg 補正液 1 A（もしくはマグネゾール® 1 A）＋生食 500 mL を 80 mL/hr で投与

②（①の終了後）硫酸 Mg 補正液 1 A（もしくはマグネゾール® 1 A）＋生食 500 mL を 40 mL/hr で投与.

値を見ながら適宜増減する.

☑ 軽症（Mg 1.2〜1.7 mg/dL）

①硫酸 Mg 補正液 1 A（もしくはマグネゾール® 1 A）＋生食 500 mL を 40 mL/hr で投与

②（①の終了後）硫酸 Mg 補正液 1 A（もしくはマグネゾール® 1 A）＋生食 500 mL を 20 mL/hr で投与.

※生食 500 mL はブドウ糖 500 mL へ変更可[6].

経験上,

※軽症の時は②のみでよいこともある.

※軽症の時は以下のような投与法もある.

　硫酸 Mg（20 mEq/20 mL）＋生食 50 mL を 4 時間かけてなど.

　値を見ながら適宜増減する.

文献

1) 大山友香子. Mg 代謝. In: 藤田芳郎, 他編著. 研修医のための輸液・水電解質・酸塩基平衡. 東京: 中外医学社; 2015. p.245-60.

2) 柴垣有吾. カルシウム・リン・マグネシウム代謝異常の診断と治療. より理解を深める！体液電解質異常と輸液. 3 版. 東京: 中外医学社; 2010. p.174-208.

3) Uehara A, Kita Y, Sumi H, et al. Proton-pump inhibitor-induced severe hypomagnesemia and hypocalcemia are clinically masked by thiazide diuretic. Intern Med. 2019; 58: 2201-5.

4) Oka T, Hamano T, Sakaguchi Y, et al. Proteinuria-associated renal magnesium wasting leads to hypomagnesemia: a common electrolyte abnormality in chronic kidney disease. Nephrol Dial Transplant. 2019; 34: 1154-62.

5) Sakaguchi Y, Hamano T, Obi Y, et al. A randomized trial of magnesium oxide and oral carbon absorbent for coronary artery calcification in predialysis CKD. J Am Soc Nephrol. 2019; 30: 1073-85.

6) 佐藤弘明. 低 Mg 血症. レジデントのためのこれだけ輸液. 東京: 日本医事新報社; 2020. p.207-10.

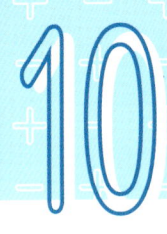

10 電解質異常に関する尿検査の解釈

1. 尿比重からわかること[1]

尿比重は通常 1.003〜1.030 まで変動する.

(1) 体液量の目安　1.010 未満: 基本的には「体液量が多い」ことを示唆する.

1.020 以上: 基本的には「体液量が少ない」ことを示唆する.

(2) 尿比重が高値となる病態

糖尿病, 抗利尿ホルモン不適切分泌症候群〔抗利尿ホルモンであるアルギニンバソプレシン (AVP) が集合管での水の透過性を調整しているため, 高値だと水の透過性 (再吸収) が亢進する〕. マンニトール・グリセリン・造影剤の排泄など.

(3) 尿比重が低値となる病態

利尿薬の使用, 尿崩症 (AVP 低値), 副腎不全, アルドステロン症, 腎機能障害

(4) 複数回の測定でも尿比重が 1.010 程度で固定されている時は, 腎機能障害によるものを考える.

(5) 水摂取過剰の場合は尿比重が 1.001 程度まで低下することもある.

(6) 尿比重から尿浸透圧を予想する方法[1]

- 尿浸透圧≒尿比重下 2 桁×20〜40[2]

- 尿比重が 0.001 上昇するごとに尿浸透圧は 35〜40 mOsm/kgH$_2$O 上昇する.

　1.010 = 350 mOsm/kgH$_2$O

　1.020 = 700 mOsm/kgH$_2$O

　1.030 = 1050 mOsm/kgH$_2$O

　一般的に上記のように尿比重と尿浸透圧は相関するが, 分子量の大きいブドウ糖 (尿糖陽性) や造影剤が尿中に存在する場合は相関せず, 尿比重から尿浸透圧を推定することはできない[2].

2. 尿浸透圧からわかること

（1）高 Na 血症の鑑別をしたい時[3]

高 Na 血症の時，最大濃縮尿: 尿浸透圧 ＞800 mOsm/kg が最少量（500 mL/日未満）しか排泄されない➡腎は最大に尿を濃縮できる＝腎外性の水分喪失（不感蒸泄・消化管から・以前の腎性）と考えられる．

（2）多尿の鑑別をしたい時[4]

1）水利尿（尿崩症，心因性多飲）: 多くの場合，尿浸透圧は血漿浸透圧（約300 mOsm/L）を大幅に下回る（＜150 mOsm/L）が，溶質の 1 日排泄量は正常と変わらない（約 10 mOsm/kg/日）．

2）溶質利尿では尿浸透圧は血漿浸透圧と同じかそれ以上であることが多く，溶質の 1 日排泄量は正常より大幅に増えている．溶質利尿のうち塩利尿・浸透圧利尿は以下のように鑑別する．

- 塩利尿では，尿張度 2×（尿 Na ＋ 尿 K）≒尿浸透圧となり，
- 浸透圧利尿では，尿張度 2×（尿 Na ＋ 尿 K）≪尿浸透圧となる．

塩利尿は腎不全や利尿薬，Na 負荷などで，Na 負荷が疑われる場合はこれまで入れたものを（術中など含めて）確認する．

浸透圧利尿には，糖尿病，過剰糖負荷，尿 urea（BUN）＞250 mM/L なら高カロリー輸液・腸管栄養・異化亢進，尿 urea（BUN）＜100 mM/L ならマンニトール・グリセオールなどがある．浸透圧利尿とわかったら，上記のなにが増えているのかを考える．

（3）尿浸透圧＞500 mOsm/L

脱水の指標．

（4）低 Na 血症の鑑別をしたい時

＊尿浸透圧で ADH 分泌を予想
目安: SIADH の診断基準では，尿浸透圧＞300 mOsm/kg[5]

➤ 治療には尿張度（Na＋K）を使う．
➤ 病態を考えるときは尿浸透圧を使う．

尿浸透圧が上昇する病態は ADH 分泌が亢進している状態が考えられ，その鑑別

には,

- SIADH（尿 Na 高値）
- hypovolemia（尿 Na 低値）で ADH 亢進

などがある.

Cf）尿張度（尿 Na + K）は低 Na 血症の補正の道具として使う.

- 尿（Na + K）を血清 Na と比較する→その時点での自由水の排泄状況がわかる.
- 尿（Na + K）を体に入れていく（Na + K）と比較する（輸液や NaCl 内服など）
  →これから入れていくものがどのように血清 Na 値に影響するかを予想する.

尿張度から ADH 分泌を予想する目安としては,「高度な低 Na 血症（＜120 mEq/L）でかつ尿（Na + K）が比較的高い場合（＞60 mEq/L）」は ADH 分泌が過剰である可能性が高いと考える[4].

＊蓄尿の尿浸透圧で, 溶質摂取不足かどうかがわかる.

1 日の尿浸透圧排泄量（平均で 10 mOsm/kg BW）で溶質摂取不足がないかを見る.尿中の溶質不足は, 尿量を多く出せず, 張度の薄い intake が相対的に多く入ることで, 低 Na 血症の原因となる.

（5）トルバプタンの反応をみる

トルバプタンの反応を尿浸透圧でみる. 投与後の尿浸透圧が経時的に下がっていれば効果がありそうと判断する. ただし, 経験上朝内服前は尿浸透圧が高く, 内服後に尿浸透圧が低下することが多いため, 内服前の採尿だと効果は判りにくいことが多い〔サムスカ®7.5 mg 添付文書（2020 年 6 月改訂）より t 1/2 6.0±2.5 h〕.

3. 尿 Na からわかること[4]

〈FENa からわかることと注意点〉

- GFR が正常な人: 約 0.1％以下で脱水を考える（程度の軽い脱水では 0.1％以上になりうる）. 脱水のない正常な人でも FENa は 1％以下である.
- FENa は GFR が低下するとそれに反比例して増加する. GFR が 10 mL の人では, FENa が 1％以下でも脱水を強く示唆する.

※ FENa のピットフォール

- 間質性腎炎では sodium wasting が起こるため FENa は当てにならない.
- FENa/FEUN が低下する疾患の鑑別: **肝不全・ネフローゼ症候群・心不全など**

の有効循環血漿量低下では，**FENa/FEUN が低下**しうる．肝不全・ネフローゼは診断がつきやすいが，心不全は以下のような状況に注意が必要である．腎への灌流不全で FENa/FEUN が低く見えるが，うっ血性心不全で補液すると溢水になってしまう．身体診察や胸部 X 線などでの体液量評価を併せることが重要である．

〈尿 Na からわかることと注意点〉

※尿 Na は尿量を考慮する；Na 濃度が低くても尿量が多ければ，1 日尿 Na 排泄は少なくなく，脱水は考えにくい．尿 Na 濃度が高くても乏尿では 1 日尿 Na 排泄量は少なく，脱水が示唆される．尿 Na は尿量を，FENa は GFR を考慮する．

(1) 尿 Na < 20 mEq/L

- 脱水の指標
- AKI で，腎前性が考えられる．cf. 急性尿細管壊死では尿 Na > 40 mEq/L

(2) 腎血流を推定する．例えば，腹部コンパートメント症候群（ACS）などで，尿 Na が低下していると，腎臓に血流がいっていなさそうと予想する[6]．ただし，尿 Na 低値となる原因には，ACS だけでなく，腎前性 AKI，横紋筋融解，うっ血腎，造影剤使用での血管攣縮など色々な要因があることに注意する．

(3) フロセミドの反応をみる．尿 Na 排泄が経時的に増加していないと，効いていなさそうと考える（正常では，尿中への利尿薬の排泄に比例して，尿中の Na 排泄が増加する部分がある．利尿薬の投与量をこの範囲で増やせば，尿 Na 量は増加することになる[4]）．

〈日常診療における疑問〉

Q. 低 Na 血症の鑑別にも，高 Na 血症の鑑別にも，利尿薬が入っているが，この病態解釈は？

Q. 低 Na 血症が利尿薬によると言える根拠は？

A. 《低 Na 血症の場合》フロセミド 尿 Na 60〜90 mEq/L を前提とすると，フロセミドのみで低 Na 血症になるのはまれであり，この鑑別に飛びつかないことが大事．

下記が加わると，低 Na 血症になりうる．

①相対的に薄い輸液や飲水が加わる．

②ADH が亢進するサイアザイド併用時[7]（サイアザイドは髄質浸透圧が高く保た

れる）．

③フロセミドで体液量が減少し，ADH 分泌が亢進する時．

A.《高 Na 血症の場合》

脱水時は尿量が減るので，高 Na 血症にはなりにくい．病態としては，こちらも
まれである．

下記が加わると，高 Na 血症になりうる．

①飲水ができない（不感蒸泄は 60〜90 mEq/L より薄い）．

②相対的に濃い intake が入り続ける．

4. 尿 Cl からわかること

（1）代謝性アルカローシスの際，

　　生理食塩水反応性➡尿 Cl < 20 mEq/L

　　生理食塩水非反応性➡尿 Cl > 20 mEq/L

※例えば，神経性食思不振症自体の病勢を，尿 Cl: ≦ 20 mEq/L 以下 = 循環血漿量
　低下 = 最近また食べられていない・嘔吐していそうと予想する．

尿 Cl 濃度低下（20 mEq/L 以下）は循環血漿量低下を強く示唆する[4]．脱水では，
アルカローシスのため，HCO_3^- の尿排泄が亢進するが，それに伴う陽イオンとして
Na が尿中に排泄されるのに対して，Cl はこの影響を受けないため，尿 Na 高値，尿
Cl 低値となる．脱水の治療をすると，尿 Cl 濃度が改善してくる．

表 1 有効動脈血液量が減少する病態における尿 Na・Cl の動態[8]

病態	尿 Na^+	尿 Cl^-
嘔吐		
最近	**高値**	**低値**
以前	低値	低値
利尿薬		
最近	高値	高値
以前	低値	低値
下痢/下剤乱用	**低値**	**高値**
Bartter/Gitelman 症候群，Bartter-like 症候群	**高値**	**高値**
cerebral/renal salt wasting	高値	高値
低レニン性低アルドステロン症の一部	高値	高値
副腎不全	高値	高値

一方，腎機能に異常がなく，尿 Cl 濃度が 50 mEq/L 以上あれば，循環血漿量の低下は否定的となる（高度のアシドーシスや副腎不全，利尿薬の使用を除く）.

脱水や腎前性腎不全でも，利尿薬による強制的な NaCl 利尿により，FENa や尿 Cl 濃度は高くなる．この場合，FEUN（＜35％で脱水を示唆）は利尿薬の影響を受けにくいため，有用である.

一方，下痢時は，代謝性アシドーシスとなり，NH_4^+ が Cl^- を連れて尿に出るため，尿 Na＜尿 Cl となる（尿 Na 低値，尿 Cl 高値）[8].

5. 尿 BUN[4]

尿 BUN により，下記の鑑別ができる（BUN≒urea と考える）.

尿 urea＞250 mM/L（≒700 mg/dL）

➡高カロリー輸液，腸管栄養，異化亢進の可能性

尿 urea＜100 mM/L（≒280 mg/dL）➡マンニトール，グリセオールの可能性

6. 尿 AG・尿浸透圧ギャップ・浸透圧ギャップからわかること

表2 尿 AG・尿浸透圧ギャップの考え方（文献 9, 10）より作成

尿 AG	式）尿 AG＝尿 Na^+＋尿 K^+－尿 Cl^-（正常では 80 mEq/L） ▶AG 非開大性代謝性アシドーシスがある時に計算する.	
負（－）	下痢（酸の排泄が促進できている）	腎での酸排泄正常 VS 腎での酸排泄障害
正（＋）	腎不全，遠位尿細管性アシドーシス DKA の回復期，トルエン中毒	真の腎排泄能障害 VS 尿中測定されない陰イオン増加
尿浸透圧 ギャップ	式）2×(u-[Na]＋u-[K])＋u-UN/2.8＋u-Glucose/18 と測定上の尿浸透圧の差 ▶尿 AG が正の時に計算する.	尿浸透圧 ギャップを使う
尿浸透圧 ギャップ 100 以上	・糖尿病性ケトアシドーシス（AG 開大代謝性アシドーシス）でケトン尿 　が増加している. ・トルエン中毒（AG 正代謝性アシドーシス）で，馬尿酸イオンが尿中に 　増加している.	

表3 浸透圧ギャップの考え方

主に薬物中毒・毒性アルコールを疑った時に測定する[4].

浸透圧ギャップ（mOsm/kg） 上昇する疾患の鑑別	式）測定血漿浸透圧－ 　　$\{2 \times [Na^+] + Glucose\ (mg/dL)/18 + BUN\ (mg/dL)/2.8\}$ 　　正常値は約 10 mOsm/kg
内因性物質による上昇	ケトアシドーシス（糖尿病・アルコール），腎不全，乳酸アシドーシス
外因性物質による上昇	アルコール（エタノール，メタノール，エチレングリコール），薬物など（マンニトール，グリセロール，ソルビトール）
偽陽性	高脂血症，高蛋白血症

7. 尿 pH

(1) 代謝性アシドーシス・代謝性アルカローシスにおける鑑別[9]

〈代謝性アシドーシス〉

- 正常な反応: アシドーシスでは，成人で尿 pH $\leqq$ 5.3 となる.
- 近位ネフロンでのアンモニア産生の増加が十分になると，NH_3の産生が増加することによってNH_3が H^+ を消費し，尿 pH は 6 近くまで上昇する.
  - ・急性の代謝性アシドーシスでNH_3産生が間に合わない状況では尿 pH は正常では 5.3 以下に低下するが，
  - ・慢性の代謝性アシドーシスではNH_3の産生が多くなり尿 pH は 5.3 を上回ることになる.
- 遠位ネフロンでの H^+ の分泌低下がある場合，尿 pH の低下（＜5.3）がみられない. 多くは尿 pH＞6 となる.
- 近位ネフロンでのアンモニア産生の低下では，尿 pH は 5.3 以下に低下する（慢性であっても NH_3の産生が増加しないので，尿 pH は上昇しない）.

〈代謝性アルカローシス〉[9]

代謝性アルカローシスでは，H^+分泌は抑制され，尿 pH は＞6.0 まで高くなる. しかし，循環血液量低下による代謝性アルカローシスでは，レニン-アンジオテンシン-アルドステロン系が亢進し，アンジオテンシン II 作用による近位尿細管での重炭酸取り込みの亢進を起こす. そのため，最終尿の HCO_3^- は限りなく 0 に近くなる. 尿 pH は 6.1 以下になり酸性尿を呈する. これが逆説的酸性尿と呼ばれる病態である. 嘔吐などでこの病態が見られることが多い. これに対し，生理食塩水などによ

る補液で循環血漿量の是正を行うと，HCO_3^- の再吸収が低下し，過剰な HCO_3^- が尿中に排泄されはじめ，尿 pH は上昇するようになる．この**尿 pH の上昇**をみることで十分な補液がでているかどうかを確認できる．

上記をまとめると，表 4 のようになる（文献 9）を基に作成）．

表 4 代謝性アシドーシスと代謝性アルカローシス[1,9]

見たい時	解釈
代謝性アシドーシスの時に	・正常な反応: pH≦5.3
	・急性: ≦5.3
	・慢性: >5.3
	・遠位ネフロンでの H^+ 分泌低下: 多くは>6
	・近位ネフロンでの NH_3 産生の低下: ≦5.3
尿 pH≦5.3 なら，代謝性アシドーシス急性 or 近位ネフロンの RTA（NH_3 産生×） 尿 pH>5.3 なら，代謝性アシドーシス慢性 or 遠位ネフロンの RTA（NH_3 産生 OK）	
代謝性アルカローシスの時に	・正常では尿 pH は高値となる（尿 pH>6.0）
	・高度細胞外液量減少⇒代謝性アルカローシスにもかかわらず，酸性尿が出ることがある（尿 pH≦6.1）; 逆説的酸性尿（嘔吐で見られることが多い）
逆説的酸性尿: 細胞外液量が治療で満たされると尿 pH が上昇してくるため，ECF 補充の効果判定に使用できる．	

（柴垣有吾．酸塩基平衡異常の診断と治療．より理解を深める！体液電解質異常と輸液．3 版．東京: 中外医学社; 2010. p.120-73[9]）を参照して作成）

(2) 尿路感染症: 尿路感染の際には，尿 pH≧8 になりうる．

(3) 尿路結石: 尿 pH 6～7 で調整する．

(4) メトトレキサートなどの化学療法や，横紋筋融解症: 可能な範囲で**尿アルカリ化を心がける**（横紋筋融解では，生理食塩水投与により，AG 非開大代謝性アシドーシスとなり，尿 pH が低下することで，尿細管内円柱形成促進のリスクがある）．

(5) 腫瘍崩壊症候群: 尿をアルカリ化**しないように**心がける（尿がアルカリ化すると，リン酸カルシウムが間質や微小血管に沈着しうるため）．

文献

1) 角 浩史, 冨永直人. 尿定性検査を使いこなそう〜すべての結果を見て見ぬ振りをするな！ In: 谷澤雅彦, 編. 腎疾患の診察・検査できてますか？ 診断精度からポイント・落とし穴・本音・限界まで現場で活躍中の指導医たちがやさしく語る！レジデントノート増刊. Vol 23. 羊土社. 2021. p.154-61.

2）小松康宏，西﨑祐史，津川友介．シチュエーションで学ぶ輸液レッスン．改訂第2版．東京: メジカルビュー社; 2015. p.93-6.

3）小松康宏．西﨑祐史，津川友介．Na・水バランス．シチュエーションで学ぶ輸液レッスン．改訂第2版．東京: メジカルビュー社; 2015. p.56-148.

4）柴垣有吾．水代謝・ナトリウム代謝異常の診断と治療．より理解を深める！体液電解質異常と輸液．3版．東京: 中外医学社; 2010. p.7-87.

5）岩﨑泰正，小川佳宏．抗利尿ホルモン不適合分泌症候群．今日の問診票（更新日: 2019-07-18）

6）Okusa MD, Knicely D. Etiology and diagnosis of prerenal disease and acute tublar necrosis in acute kidney injury in adults. UpToDate. Last updated Jun 11, 2024.

7）Rodriguez M, Hernandez M, Cheungpasitporn W, et al. Hyponatremia in heart failure: Pathogenesis and management. Curr Cardiol Rev. 2019; 15: 252-61.

8）Kamel KS, Halperin ML. Use of urine electrolytes and urine osmolality in the clinical diagnosis of fluid, electrolytes, and acid-base disorders. Kidney Int Rep. 2021; 6: 1211-24.

9）柴垣有吾．酸塩基平衡異常の診断と治療．より理解を深める！体液電解質異常と輸液．3版．東京: 中外医学社; 2010. p.120-73.

10）尾関俊和，柴垣有吾．尿浸透圧（尿浸透圧ギャップ含む）．今日の問診票（更新日: 2019-01-15）.

JCOPY 498-22308　　　　　　　　　10. 電解質異常に関する尿検査の解釈　　95

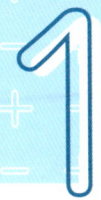

低 Na 血症

Q1 『塩分摂取が不足していると考える根拠は？　尿 Na の解釈は？』 診断

　尿 Na＜20～30 mEq/L または FENa＜0.1～0.5％なら（尿 Na が 30 mEq/L より高くても）Na 量の欠乏が疑われる．ただし，体液量過剰の時も FENa は低下するので，身体所見・胸部 X 線などの所見と併せて考える必要がある．また，GFR が 10 mL の人では FENa≦1％程度でも Na 欠乏を示唆する[1,2]（☞ Case 7，8 ★）．尿 Na の解釈については Chapter 1-10．電解質異常に関する尿検査の解釈．**3** 尿 Na からわかること，89 頁参照）．

Q2 『溶質摂取不足と言える根拠は？』 診断

〈溶質摂取不足を疑う検査所見〉

　蓄尿して尿中 BUN を見る（溶質摂取を見るのは，ミネラルと尿素のため，あくまでも下記尿浸透圧で見るのが基本であるが，尿中尿素量のみに着目すると，[10 mOsm×体重] に相当する尿中尿素量は，[28 mg×体重] が目安になると考えらえれる）．

　蓄尿して **1 日の尿浸透圧排泄量**（平均: 10 mOsm/kg BW）が平均より少ないかどうかで，溶質摂取不足かどうかわかる[1]．

　Na 摂取不足が考えられる所見に関しては，尿 Na を見る．

　（☞ Case 8 ★→溶質摂取不足では，尿 Na＜30～40 mEq/L が目安となるが，この症例の場合は，肺疾患による ADH 分泌亢進がベースにあり，これらが複合して尿 Na 60 mEq/L 台であった．）

- もし，尿張度が低くて，尿量が少なければ，一つは腎前性が考えられる．この場合 BUN が高いことが多い．もう一つは，Beer potomania（溶質摂取不足で，張度の薄い飲酒は多い，すなわち食事を摂っていない人の低 Na 血症）が考えらえる．例えば，1 日の成人の溶質排泄量はおよそ，10 mOsm/kgBW である．例えば，60 kg なら 600 mOsm/L となるが，食事を十分に食べられていない人は，50～

100mOsm/L になる．100mOsm の溶質を 50 mOsm/L の尿で出すには 2 L の尿が出るが，50 mOsm の溶質摂取を 50 mOsm/L の水で出すのであれば 1 L の尿しか出ない．このような人が，水を 1.5 L 飲んだら，尿以上の飲水量となり，この程度の飲水量でも低 Na 血症になりうる．尿浸透圧がもっと高ければ（例えば尿浸透圧 600 mOsm/L なら 100 mOsm 溶質摂取なら 1/6 L の尿），もっと少ない飲水量でも低 Na 血症になる[1]．

- 上記の機序のように**溶質摂取不足では，自由水の排泄能力が低下している状況で**ある．来院時尿所見が等張であっても，生食や 3 % 食塩水の投与で溶質を補充すると，それを契機に大量の希釈尿の排泄を認めることがある[3]．
- 血清 BUN 値では溶質摂取不足の目安にすることはできず，例えば，SIADH では，溶質摂取が普通でも血清 BUN 値は低くなることが多い．
- CKD 患者は，軽い溶質摂取不足であり，腎機能が低いと尿希釈障害も起こりえるので，低 Na 血症になりやすい．ステージの進んだ CKD 患者における厳格な栄養指導も低 Na 血症になりうる[4]．

Q3 『尿浸透圧の結果がすぐに出ない時，尿 Na，K を見て SIADH を疑う所見は？』 診断

尿が十分に出ていて，尿 [Na＋K]＞100 mEq/L なら水吸収が不適切に亢進していると考えられる[2]（☞ Case 4，9 ★）．

Q4 『ADH 分泌だけで，高度な低 Na 血症になるか？』 診断

ADH 分泌はパルス的に時間によって違うので，蓄尿データで見ないとわからないことがある〔蓄尿して尿（Na＋K）を見てみる〕．ADH 分泌が亢進すると，基本的に尿量は減る方向にいくので，（尿の要素による影響だけで血清 Na 値が低下するというよりも）ある程度輸液や経口飲水などの相対的に濃度の薄い intake が入らないと血清 Na 値は低下しないはずである．そのため，ADH 分泌亢進（＝尿から Na，K の排泄が増加）しただけで，高度に Na が下がるのは考えにくい．相対的に薄い intake が沢山入っていたのではないかと考えられる場合は，サムスカ開始後に薄い尿が出過ぎないか注意する．

＊ADH 分泌亢進だけで低 Na 血症が起こったのかどうかを判断する計算：

例えば，濃い尿がどの位出れば4日でNa140→115 mEq/Lになるか考えるとよい．

例えば，140 mEq/L×（60 kgの人の細胞外液量）12 L＝Na$^+$1700 mEq

↓

115 mEq/L×12 L＝1400 mEq

⇒1700－1400＝300 mEqのNa$^+$が捨てられなければならない．

尿張度最大250 mEq/L出ているSIADHの人で，1 Lの尿量が出ているとすると，250 mEq/L×1 L/日×4日＝1000 mEqのNa$^+$が尿中に出ていることがわかる．

ただし，常食を食べているとすると，塩分10 g×（食塩1 g＝）17 mEq/g＝170 mEq K（50〜100 mEq/日）も入れて1日250 mEqのNaとKが体内に入る．4日だと1000 mEq出ていく．In 1000 mEq/4日，out 1000 mEq/4日なので，0 mEq下がる．300 mEqまでは捨てられているわけではないので，やはり薄いinが入っていることも要因に加わると考えられる（柴垣有吾医師ご提供）．

Q5 『細胞外液量が減っていると考えるときの根拠となる手がかりは？』 診断

尿酸が高めになる，体重推移を見る！ 体重が減っていると細胞外液量が減っていると予想される．食事を食べられていない入院患者さんは体重が減っていくはずなので，入院時と変わらなければ，細胞外液の水分量が多いと予想される．食事摂取量に変化がない場合は，体重の変化は体液量の変化にほかならない．摂食や栄養輸液が全くない場合は異化作用によって，体重は1日約0.3 kg（0〜0.5 kg）ずつ減っていくので，このような場合は，体液量の変化は体重の変化に0.3 kg×日数を足したものとなる（Δ体液量＝Δ体重＋0.3 kg×日数）[5]．後日答え合わせ的な考え方は，入院後体重が増えていてかつNa値が改善していれば入院時に体液量減少があったと推測される．

Q6 『低Na血症の重症度と体液量の状態で考えられる鑑別（この体液量ならこのような程度の低Na血症になるというような予想）』 診断

該当箇所（➡Chapter 1-1. 低Na血症. **2**低Na血症の鑑別（4頁）フローチャートヒント④）参照．

例えば，体液量欠乏状態では高度低Na血症になることはまれ（希釈するにも水分が必要なため）．

Q7 『体液量評価困難だが，細胞外液量減少が疑われる場合，どのように対応・評価する？』 診断

例えば，1〜2 L の生食を 24〜48 時間かけて投与し，身体所見・検査所見を経時的に確認し，低 Na 血症が改善すれば，細胞外液量減少が低 Na 血症の原因の一部だったと予想できる[2,6]．もし，SIADH であれば生食は好まれないが，尿浸透圧が 500 mOsm/L 以下であれば，安全なことが多い[7]．

Q8 『生理食塩水はどんな時に使うか？』[8] 治療

症候性や高度（Na < 120 mEq/L）の低 Na 血症の治療において，生理食塩水を使用する役割は限られている．無症候もしくは軽症，血清 Na > 120 mEq/L，低 Na 血症を治療しないことによる合併症やODSのリスクが低い場合に使用を検討する．また，低血圧を呈した明らかな循環血液量減少の状況や，腎前性腎不全，起立性の症状がある場合にも使用を検討する．脱水を伴う低 Na 血症に 0.9 % 生食を投与することにより，低 Na 血症は改善する[1]．血管内容量が満たされてきた時に ADH 分泌亢進が収まり，治療中に薄い尿が多量に出てきた場合は，過補正のリスクがあるので，血清 Na 値を確認する．

循環血液量減少かつ低 Na 血症の際にどのような輸液を使うかは，以下のように考えるとわかりやすい．臨床的に低 Na 血症によると考えられる症状が強い場合は 3 % 食塩水を使用して低 Na 血症の治療を優先し，血圧低下など循環血漿量減少の所見が強い場合は生食を使用してショック（循環血漿量減少）の治療を優先する．循環血液量減少に対する治療に際して，血管内容量が満たされた時に ADH 分泌亢進が解除され過補正になるリスクについては，低 Na 血症による症状が軽度なら過補正になるリスクの方が大きいが，低 Na 血症による症状が強ければ 3 % 食塩水を使用してすぐに低 Na 血症の治療を優先する．また，3 % 食塩水なら使用量が少ないため，すぐに血管内容量が満たされないだろうと考えられる．

浮腫性疾患や SIADH では生理食塩水は使用しない．SIADH において 1 L の生理食塩水を投与することで，Na が排泄され，一方で真水は貯留してしまうためである．

Q9 『フロセミドによる低 Na 血症ですねと言える根拠は？』 診断

フロセミドによる低 Na 血症は多くはない（そのため，この鑑別に飛びつかない）．フロセミドによる尿 Na は 60〜90 mEq/L なので，これよりも相対的に薄い intake が入る，ADH が亢進するサイアザイドを併用，フロセミドで hypovolemia となり ADH が亢進するときなどが加わると低 Na 血症になりうる（➡Chapter 1-10．電解質異常に関する尿検査の解釈．**3** 尿 Na からわかること，89 頁参照）（☞ Case 7 ★）．

Q10 『基本的に濃いものを入れるが，尿 Na＋K が低下して薄い輸液に切り替えなければいけない状況，もしくは入院時に濃い輸液を入れなくても Na が上昇しそうな状況は？』 治療

Chapter 1-1．低 Na 血症．**5** 急性/症候性/高度の対応（3）3％食塩水投与はしない方がよさそうな状況，20 頁参照．

「**尿量が増え始めた**」というのが一番大事なサインになる．

- 細胞外液量減少が改善して ADH 分泌亢進が解除される時．初療から引き継ぐ際に，すでに細胞外液量減少が改善していることもある（正常体液量への回復は，ADH 分泌を抑制する，そして ADH の半減期は僅か 15〜20 分である．そのため短時間で真水の排泄が起こりうる[8]）．
- 来院前に水摂取過剰で，救急初療後や入院後に飲水が減っている場合．
- アルコール中毒・溶質摂取不足の初療後・入院後など（☞ Case 2 ★）

Q11 『なぜアルコール多飲の人が飲酒をやめただけで過補正になりやすいか？』 治療

『溶質摂取不足で尿量排泄が低下しているところに大量のビールを摂取（電解質を含まない水の大量摂取）することで，急性低 Na 血症のリスクとなる[9]』．この低張液の intake が入院後なくなる（±病院食で溶質摂取）ので，アルコール多飲＋溶質摂取不足の人は，高張液を輸液しなくても，自然に（大幅に？）改善しうる．栄養不足で低 K 血症になっていることが多いので，ODS のリスクとなり，上がりすぎに注意する．

また，なんらかの要因で ADH 分泌が亢進している状況であると，入院後 ADH 分

泌亢進が止まった時に過補正されうる．

Q12 『ADHの分泌が亢進している病態において，過補正になりそうなリスクはどう判断しているか？』 治療

- 細胞外液量が満ちたときや，初療でなんらかの体調不良要因が緩和された時（☞ Case 2，11 ★）
- 痛みや嘔気が収まった時
- Beer potomania などの飲酒が入院によりなくなり，食事を摂りはじめた時
- 尿張度が低下してくる時
- 夜間に尿張度が下がりやすい（経験論）
- 副腎不全に対するグルココルチコイド投与・栄養不良で多飲症のある統合失調症・サイアザイドや SSRI などの薬剤の中止・極度の低 K 血症が合併し，高濃度の K で点滴した時[2]

Q13 『SIADH において，飲水制限の指示はどのように決めている？』 治療

- 水分量の目安と計算方法➡Chapter 1-1．低 Na 血症．**3** 主な鑑別病態別の対応 鑑別病態【2】SIADH 1）飲水制限，13 頁参照．
- 具体的な目標[10]

  general recommendations

  ・水分だけでなく，すべての飲料を制限する．

  ・24 時間の尿量よりも 500 mL/日少ない量の飲水を目指す．

  ・特に適応がない限り，塩分と蛋白の摂取は制限しない．

  飲水制限は，症候性もしくは高度の低 Na 血症で，心不全や肝不全などの浮腫性疾患や SIADH，腎不全に対して，尿量より少ない量の飲水制限をする[8]．

Q14 『飲水制限だけではうまくいかない状況はどんなときか？』 治療 [10]

- 飲水制限がうまくいかないことを予測する所見
  ・尿浸透圧 > 500 mOsm/kg H_2O
  ・尿 Na + 尿 K > 血清 Na 濃度

・24 時間尿量＜1500 mL/日

・飲水制限 1 L/日以下にしている中で，24〜48 時間の Na 上昇＜2 mEq/L/日

このような時は水制限単独での Na 改善は期待できないので，2 日以内に判断する．

Q15 『急性期を脱した後，どのように 3% 食塩水から切り替える？』 治療

● SIADH の時，サムスカ® への切り替え．

急性期を脱した SIADH（特にがん患者など ADH 分泌がベースに亢進している方）で，細胞外液量減少がなく，適切な飲水ができる方に検討する．

- ・Na 125 mEq/L 以上に補正してからの投与開始が安全（125 mEq/L 未満だと過補正のリスクが高くなるため）[11]．トルバプタンに対する Na 上昇の反応が大きいことを予想する因子としては，使用時ベースの Na＜120 mEq/L，低 BMI，低 BUN があげられる[11]．ADH が持続的に分泌亢進している方で，飲水制限が辛い人にもトルバプタンが有用になる．

● 相対的副腎不全や MRHE がありそうな時，フロリネフ® への切り替え．

相対的副腎不全や MRHE が疑われ，体液量過少がありそうなら，フロリネフ® を検討する．高血圧，高度の冠動脈疾患の有無，体液量過剰に注意しながら少量から使用する（例えば，フロリネフ® 錠 0.1 mg 0.5 錠から使用するなど）．副腎不全は，低血圧・低血糖がないか，好酸球増多がないかで見る．

Q16 『フロセミドによる治療が有効な時はどんな時か？』 治療

SIADH の患者において，尿（Na＋K）/血清（Na＋K）比が 1 より大きい時に，フロセミドの併用が有用である．ヘンレループの太い上行脚において Na・Cl の再吸収を抑制することで，フロセミドは対向流系を妨げ，ADH 抵抗性を誘導することで，濃縮されていない尿の排泄と真水の排出を促進する[8]．体液過剰傾向の際は，まずは使用するということもある．

Q17 『経口 NaCl が有用な時はどんな時か？』 治療

とても軽症で無症候，Na 値＞120 mEq/L である SIADH では，飲水制限に加えて経口の塩化 Na を使用可能である．切迫していない状況で高張食塩水の代替として

使用可能．特に体液量減少のある外来患者で，低 Na 血症の原因の治療と併用すれば，有用である．

経口 salt tablets 9 g は，1 L の生理食塩水（154 mEq）と概ね等しい．

経口 salt tablets 1g は，3％食塩水 35 mL に相当する[8]．

外来で，特に食事を摂れていなさそうな高齢者や末期の病態の方などに有用である．

Q18 『過補正に対する予防（DDAVP）と対応（DDAVP，ブドウ糖）は？』
治療

(1) ODS のリスク[2]

慢性低 Na 血症，血清 Na < 105 mEq/L，アルコール中毒，肝臓病，栄養失調，低 K 血症

(2) 過補正になりそうなリスク（➡Chapter 1-1. **5** (5) DDAVP（デスモプレシン）を併用するかどうかの判断，21 頁参照）

■症例提示〈Na 値が大幅に上昇した方の経過例〉

60 代女性．35 kg．多発がん・胸水あり．数日前の肋骨痛を契機に元気がなくなった．

来院時 Na 110．症状はふらつき・嘔気 ……………………ⓐ

来院時の CT では膀胱内に尿が貯まっていた ……………ⓑ

まずは初療で 100 mL/hr 外液を投与開始していた．尿酸・尿素窒素は低値であった．また，明らかな血圧低下や脱水所見は見られなかった．来院 6 時間後にやっととれた尿張度は尿 Na < 20 mEq/L，尿 K 2 mEq/L ………ⓒ

来院 6〜8 時間後の尿量は 500 mL/hr だった ……………ⓓ

DDAVP 噴霧して，尿量を抑え，それでも薄い尿の量が減らなかったため，5％ブドウ糖を 40〜80 mL/hrで負荷してコントロールした．それでも 24 時間後の ΔNa 12 mEq/L 上昇していた．

ⓐⓑ高度低 Na 血症，症状はあるが，濃い液での補正をしたくないと思う判断はどうするか．

症状も程度次第であり，痙攣などがなければ，まずは尿量を見たいと考える〔臨床的に低 Na 血症によると考えられる症状が強ければ（痙攣・意識障害など），すぐに低 Na 血症に対する治療を要し，軽度の症状であれば，まずは尿量を見ていくというのでも良い．一言で嘔気といっても軽度の嘔気なのか，嘔吐を繰り返しているのかなどにもよる〕．

がんや食欲低下，アルコール多飲をベースに ADH 分泌亢進のトリガーが加わった病態などでは，ADH 分泌亢進が解除されて，入院後薄い尿が排出しはじめる可能性があるので，過補正を想定した予防策とする．例えば，尿量指示をかけておく（下記），尿量をまず観察する．薬剤性や精神的興奮がある場合などは，外来に来る時に ADH 分泌が収まっていることが多い．かなりの症例が，なんらかのトリガーによって上昇した ADH 分泌亢進が入院後に収まっていることが多い．

ⓑ入院前の ADH 不適切亢進により，体の中に溜まっていた自由水が来院直後に ADH 分泌亢進が収まることにより尿へ出てきて，膀胱内に溜まってきていることを示す．

ⓒ基本（がん・呼吸器疾患などで）ADH 分泌亢進がある人＋急性のストレス（ADH 分泌刺激）が加わった→救急外来での初療でストレスが解除されたという流れになる．救急外来や入院後尿の Na が下がっている（溜めた自由水が出てくる）．この時，鑑別として，**脱水なら UN や Cr が上がっているはず**である．逆に，**ADH 分泌が亢進していたことを示すのは，UA や UN が下がっていることから推察する**．

（3）尿量指示の出し方

- **100 mL/hr で尿量が出始めたら過補正リスク**である．
- 例えば，『**400 mL/4 時間尿量出たらドクターコール**』としておくのが現実的である．

尿量指示に該当するようであれば，まず高張液の投与をやめる，Na 値がすでにある程度補正されているようなら低張液（5％ブドウ糖など）に変更したり，その時点で採取した Na 値が過補正のペースとなっているようなら 5％ブドウ糖で Na 値を低下させることを検討する．

（4）上昇させたくない時の輸液

尿［Na＋K］の尿量と同じ量の輸液［Na＋K］とする（輸液［Na＋K］＝尿［Na＋K］）．

（5）DDAVP

（➡Chapter 1-1．低 Na 血症．**5**（5）DDAVP（デスモプレシン）を併用するか

どうかの判断，21 頁参照）

●『尿がぴたっと止まる』とは，どのくらいなイメージか．

　特に定義はないが，乏尿の定義に近いと考えれば，500 mL/日 ≒ 20 mL/hr 程度だが，低 Na 血症過補正が尿量が多い時に起こると考えれば 50 mL/時以下とも考えることができる．ADH 分泌亢進が収まったと考えられる時の尿量よりも，明らかに減ったかどうか相対的に判断することもある．

(6) ブドウ糖

　（➡Chapter 1-1．低 Na 血症．**5** (7) 5%ブドウ糖を使った Na 補正リバース（＝再度 Na 値を低下させる）の速度の決め方，23 頁参照）

Q19 『治療しながらどのように尿量・尿所見を解釈しているか？』 治療

(1) 補正途中（主に補正期間の後半）で，尿張度が上昇してくる時:

　特にストレスとなる要因（嘔気・痛みなど）の再発かどうかはっきりしない時．

　濃い張度のものを治療で入れているから，尿張度が高くなっているかもしれない．

　判断根拠: 蓄尿で見てみる．点滴の Na を少しずつ減らしてみて，低 Na 血症が増悪しなければ，入れているから尿張度が高くなっているだけの可能性が考えられる[2]（☞ Case 5 ★）.

(2) 蓄尿検査でわかること[2]

①尿中 Na ≪ 入れた Na 量（経口/輸液）

　➡腎機能が正常なら，Na の再吸収を亢進させているので NaCl 不足の状態に対する正常な反応の可能性が考えられる．

②尿中 Na ≫ 入れた Na 量

　➡Na 喪失性腎症の可能性．いつの間にか改善していることもある．点滴 Na 量を減らして，尿 Na 量が減るかをみる．Na 投与量よりも Na 排泄量が多ければ，血圧低下や頸静脈虚脱・ツルゴール低下などをきたす（Na が喪失しているため）．この場合は，毎日蓄尿して，尿中 Na 総量と同じだけの Na 量を点滴や経口で入れていく必要がある．

③入れた量の増加に伴い，尿 Na 量が増加する．

　➡入れた Na 量に尿 Na が追いかけている可能性．点滴を少しずつ減らして，尿 Na 排泄も減れば尿が点滴を追いかけていたとわかる．尿 Na が減らなければ，Na 喪失性腎症の可能性があり（血圧低下や細胞外液量減少所見をきたす），Na

量排泄に合わせて入れる Na 量を増やす必要がある.

〜特殊な状況やよくある質問〜

Q20 『肝硬変や，腹水がたまっている患者さんの低 Na 血症の管理はどうすればよいか？』 治療

(☞ Case 3 ★)

肝硬変に合併した低 Na 血症の治療や管理は UpToDate に次のように示されている[12].

〈病態〉様々な要因が肝硬変患者における低 Na 血症に関与しているが，最も重要な因子は以下のような機序である; 全身的な血管拡張が起こり，平均血圧が低下し，ADH を含めた内因性の血管収縮因子を活性化させる. 降圧薬は，平均血圧をさらに低下させるので，低 Na 血症を増悪させる.

肝硬変の重症度は低 Na 血症の重症度と関連する. 死期が近かったり，腹水に対して過度に利尿薬を使っていたりしなければ，肝硬変単独で血清 Na 値が 120 mEq/L よりも下がることは一般的ではない.

〈管理〉
- 全ての患者さんに対する管理
  - ・降圧薬の減量中止を検討〔β ブロッカー（※），α ブロッカー，利尿薬（特にサイアザイド利尿薬）〕[12]
    ※経験的には，β ブロッカーの減量・中止は適宜心疾患の状況に応じて循環器内科との相談や慎重な判断が必要と考えられる.
  - ・低 K 血症の是正（利尿薬・下痢嘔吐によって起こりやすい. ※過補正に注意しながら）.
  - ・低血圧が持続する場合は，それに対する治療: 平均血圧 82 mmHg を目標とする. ミドドリンがよく使われる〔例えば 15〜30 mg/日（日本の添付文書では 4〜8 mg/日（分 2)〕.
  - ・ODS 予防のため，補正速度は 4〜6 mEq/L/日を超えないようにする（肝硬変の低 Na 血症はゆっくり起こることが多い）.
- 特殊な状況における管理
  - ・高度で症候性の低 Na 血症（例えば血清 Na < 120 mEq/L）の場合，アルブミン投与や高張食塩水投与を検討する[12].

（アルブミンの投与が効果的と考えられる機序は，循環血漿量増加による昇圧も含めた腎灌流・腎機能改善効果によると考えられる）．

・肝移植を予定している，腎不全を合併している患者には血液透析（文献 12）参照）．

など．

● 限られた状況における治療選択

・飲水制限は，肝硬変患者では口渇が強いため，実行が難しいことが多い（特に尿量以下の飲水量や 1～1.5 L/日の飲水制限は難しいことが多い）．元々口渇以外の理由（例えばビール多飲など）で習慣的に多飲がある外来患者さんに緩めの飲水制限を行うことは，高度低 Na 血症への進行を防ぐのに有用かもしれない．ただ，はじめの 48～72 時間後に効果がなければ飲水制限の程度が不十分だといえる．また，トルバプタンの使用も考慮する．

Q21 『心不全での低 Na 血症の管理は？』 治療

心不全患者における低 Na 血症の管理は次のように UpToDate では示されている[13]．

〈病態〉ADH 分泌亢進のため水の排泄が低下する．それに加え，腎灌流低下による GFR 低下や近位尿細管での Na と水の再吸収増加により遠位尿細管への水の輸送が低下する．心不全では口渇が刺激され，飲水が増加する．ADH 分泌亢進と低 Na 血症の程度は心不全の程度と相関する．一般的に心不全における低 Na 血症はゆっくりと進展する．

〈管理〉

・飲水制限

・ACE 阻害薬や ARB，ループ利尿薬は血清 Na 値を上昇させる可能性がある．

・他の治療法で効果がない時に，トルバプタンを検討する（☞ Case 6 ★）．

Q22 『AKI がある時の低 Na 血症の管理は？』 治療

体液量減少・腎前性 AKI であれば，生食を使用する．ただし，**尿量排泄が増加するタイミングを見極める必要がある**．血管内が満たされ ADH 分泌亢進が収まると過補正になりうるので注意する．過補正になったら 5％ブドウ糖を用いて低 Na 血症再導入する（☞ Case 3 ★→ただしこの症例は体液量減少は高度ではなく，Na 過補正

となるリスクがあったため，輸液張度低めから調整した）．

Q23 『透析患者さんの低Na血症への鑑別と対応はどうすればよいか？』 治療

（☞ Case 12 ★）

〈鑑別〉末期腎不全における低Na血症の病因の多くは，低栄養や残存腎機能の低下に関連している[14]．血液透析患者における低Na血症になりうるリスクとしては，

- 体液量（体重）増加：水分摂取増加，除水不足，残存腎機能低下など
- 体液量増減なし：高血糖，偽性低Na血症（脂質，蛋白），KやPなどの低下，塩分と比較し水分の相対的な増加など
- 体液量（体重）減少：K・Na摂取低下（低栄養），消化管や腹膜透析液からの喪失，これらに加えて相対的な水分過剰
- 残存腎機能がある中でのADH作用：背景にある病気や内服，内分泌異常・Reset Osmostatなどがある[15]．腹膜透析については，文献15）参照．

〈対応〉

- 透析患者では，透析前に高値である血清BUNが透析施行によって低下することで，Na上昇と相殺されやすいが，高度の低Na血症ではODSになった例が報告されている[16]．透析前のBUNの値に関わらず注意する必要はある．また，特に，尿素窒素値が高過ぎず，尿毒症以外の目的（電解質異常など）で透析を施行する場合には，より注意する必要がある．
- 血液透析施行が延期できるのであれば（**体液量・K値などを鑑みて**），**低Na血症を補正してから透析することも検討する．**
- 血液透析患者における高度急性・慢性低Na血症の管理は下記の対応が示されている[14]．

〈高度急性低Na血症（Na < 120 mEq/L, onset < 48 hr）〉
  - ・高度な症状に対して3％食塩水（150 ml i.v.）：ただし，体液過剰では避ける．
  - ・間欠的な透析（透析液Na 136〜145 mEq/L）："急性"の低Na血症の場合
  - ・バソプレシン受容体拮抗薬は推奨しない．

〈高度慢性低Na血症（Na < 120 mEq/L, onset > 48 hr）〉
  - ・高度な症状に対して3％食塩水（150 mL i.v.）：ただし，体液過剰では避ける．
  - ・Na補正速度は4〜8 mEq/L/24 hrを推奨
  - ・**一時間毎に血清Na値を確認し，もしも補正速度が大きければ，5％ブドウ**

糖液で補正

- ・バソプレシン受容体拮抗薬は推奨しない.
- ・連日短時間, 低透析液 Na (=130 mEq/L), 低血流量 (50〜100 mL/hr)
- ・連日の CVVH (continuous venovenous hemofiltration)
  (置換液の Na 濃度を調整する: 詳しくは文献 14) を参照)

● ECUM は Na 濃度は変えない (電解質セミナー宮内隆政医師ご提供)

限外濾過液は, 血清と Na 濃度が概ね等しいので[17], 例えば, 血清 Na 158 mEq/L, 体重 60 kg の人に ECUM を 1 時間して 0.5 L 除水すると, Edelman の式より, 血清 Na 濃度 = $\{0 + 158 \times 60 \times 0.6 - 158 \times 0.5\} / \{0 + 36 - 0.5\} = 158$ mEq/L となるので, ECUM をしても血清 Na 値は変わらない.

Q24 『低 Na 血症の患者さんの入院が必要・ご帰宅で大丈夫, の目安は?』 治療

(☞ Case 13 ★)

● 臨床的に問題となる低 Na 血症は <130 mmol/L と成書には記載がある[18].
● 急性か慢性か・症候性かにもよる.
● 経験的には慢性なら, 125〜130 mEq/L も帰宅はありうる. 例えば, 飲水が通常より多い方, 循環器内科で利尿薬を使用していて慢性的に 125〜130 mEq/L の範囲を推移している方, 塩分制限をストイックにしている方など, 上記外来で改善・調整の余地がある場合である.
● Na 125 弱 (123 など) mEq/L でも, 尿張度 (可能なら尿浸透圧も) を確認する. 尿 (Na+K) が低ければ, ADH 亢進がなさそうで, 塩分制限がストイックもしくは食事量不十分で真水を相対的に摂取しているようであれば, 塩分を摂取して真水を制限し, 近めの日程でフォローできる可能性がある (尿張度次第). 少量サムスカ® を調整したり, サイアザイド利尿薬の休薬が有効なこともある.
※ただし, 上記は指標であり, 迷った際は入院をお勧めしたり, 専門医に相談したりすべきである (特にサムスカ® の開始は入院下で行う).

文献
1) 柴垣有吾. 水代謝・ナトリウム代謝異常の診断と治療. より理解を深める！体液電解質異常と輸液. 3 版. 東京: 中外医学社; 2010. p.7-87.
2) 尾関俊和, 藤田芳郎. 低 Na 血症の治療. In: 藤田芳郎, 他編著. 研修医のための輸液・水電解質・酸塩基平衡. 東京: 中外医学社; 2015. p.294-316.

3) Drescher T, Klima T, Schifferli J. Seizures, hyponatraemia, and "poison". Lancet. 2008; 371: 2144.

4) Sumi H, Tominaga N. Potential influence of dietary guidance for advanced chronic kidney disease: comment on "Prevalence of hyponatremia and associated factors in patients with chronic kidney disease: the Fukuoka Kidney Disease Registry (FKR) study". Clin Exp Nephrol. 2023 Oct 17. doi: 10.1007/s10157-023-02423-0. Online ahead of print.

5) 柴垣有吾. 腎不全を診るためのテクニック B-3. 頸静脈の評価. 保存期腎不全の診かた—慢性腎臓病（CKD）のマネジメント. 東京: 中外医学社; 2009. p.42-3.

6) Ellison DH, Berl T. Clinical practice. The syndrome of inappropriate antidiuresis. N Engl J Med. 2007; 356: 2064-72.

7) Hoorn EJ, Zietse R. Diagnosis and treatment of hyponatremia: Compilation of the Guidelines. J Am Soc Nephrol. 2017; 28: 1340-9.

8) Sterns RH. Overview of the treatment of hyponatremia in adults. UpToDate. Last updated. Sep 19, 2023.

9) 門川俊明, 訳. 低 Na 血症. ハルペリン病態から考える電解質異常. 東京: メディカル・サイエンス・インターナショナル; 2018. p267-311.

10) Verbalis JG, Goldsmith SR, Greenberg A, et al. Diagnosis, evaluation, and treatment of hyponatremia: expert panel recommendations. Am J Med. 2013; 126: S1-42.

11) Tzoulis P, Kaltsas G, Baldeweg SE, et al. Tolvaptan for the treatment of the syndrome of inappropriate antidiuresis (SIAD). Ther Adv Endocrinol Metab. 2023; 14: 20420188231173327.

12) Sterns RH, Runyon BA. Hyponatremia in patients with cirrhosis. UpToDate. (last updated: Oct 13, 2022.)

13) Sterns RH, Gottlieb SS. Hyponatremia in patients with heart failure. UpToDate (last updated: Nov 15, 2022.).

14) Pirklbauer M. Hemodialysis treatment in patients with severe electrolyte disorders: Management of hyperkalemia and hyponatremia. Hemodial Int. 2020; 24: 282-9.

15) Rhee CM, Ayus JC, Kalantar-Zadeh K. Hyponatremia in the dialysis population. Kidney Int Rep. 2019; 4: 769-80.

16) Huang WY, Weng WC, Peng TI, et al. Central pontine and extrapontine myelinolysis after rapid correction of hyponatremia by hemodialysis in a uremic patient. Ren Fail. 2007; 29: 635-8.

17) Costanzo MR, Ronco C, Abraham WT, et al. Extracorporeal ultrafiltration for fluid overload in heart failure: Current status and prospects for further research. J Am Coll Cardiol. 2017; 69: 2428-45.

18) 小松康宏. 低 Na 血症の原因と疫学. In: 柴垣有吾, 監修. 低 Na 血症 体液・水電解質異常の臨床とその理解. 東京: 中外医学社; 2021. p.19-27.

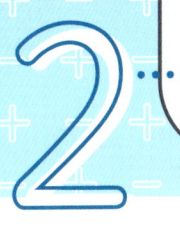

2 ┈▶ 高 Na 血症

Q1 『高 Na 血症は難治性が多い，というのは本当？　なぜ？』治療

(☞ Case 18 ★)

1) 治療抵抗性になりやすい状況

- 自分で水分摂取に到達できない人（飲水励行だけだと難しいことが多い）.
- 不感蒸散やその他の低張性体液喪失が多い場合.
- 口渇があるのに，心不全などで飲水制限をしていると，Na 値が上昇しやすい（気が付いたら高度高 Na 血症など）(☞ Case 15 ★).

2) 高 Na 血症は低 Na 血症と比べてなかなか治りにくいことが多い理由

　不感蒸泄によりヒトは高 Na 血症になりやすい生き物であるので低 Na 血症より治療抵抗性になりやすい. しかし，尿崩症でなければ，薄いものを入れていけば，必ず Na は下がる. 尿張度が低ければ，フロセミドで尿張度を上げてもよい（体液量を評価しつつ検討する）.

Q2 『ブドウ糖投与が多くなり，血糖も上昇してしまう場合はどうしたらよいか？』治療

- 経管栄養の場合は，白湯での調整も検討する.
- ブドウ糖投与が多くなり，血糖上昇による浸透圧利尿が懸念されるなら（インスリンスライディングスケールなどをしてもコントロールが不要な時など），キシリトール（キリット® 注 5％®）も検討する.

＊キリット®（添付文書より）: 血糖値に影響を及ぼさない.

・用法・用量

　キシリトールとして，通常，成人 1 日 2〜50 g を 1〜数回に分けて静脈内注射または点滴静注する. なお，年齢，症状により適宜増減する. ただし，キシリトールとして 1 日量 100 g までとする. 点滴静注する場合，その速度はキシリトールとして，0.3 g/kg/hr 以下とすること[1].

・具体的な投与方法

例えば，（必要投与量は個々の計算によるが）（例: 体重約 60 kg の高 Na 血症）キリット®注［5％300 mL（キシリトール含有 15 g）］40 mL/hr で開始，適宜 50（〜60 mL/hr）などに調整など．

・慎重投与[1]

尿崩症の患者［本症には適切な水分，電解質管理が必要であり，本剤の投与により電解質などに影響を与え，症状が悪化するおそれがある．］

肝障害，腎障害のある患者［キシリトールの大量を急速投与すると肝障害，腎障害があらわれるおそれがある．］

・高齢者への投与

一般に高齢者では生理機能が低下しているので，投与速度を緩徐にし，減量するなど注意すること．

Q3 『なかなか治りにくい高 Na 血症だが，過補正になってしまうのはどのような状況の時か？』 治療

あまり多くはないと考えられるが，高 Na 血症の過補正が起こりやすい状況例は以下のようなものがある．

・例えば，感染などが重なって，補正途中に副腎不全が新規に併発し，Na を低下させる方向の作用が優位になった時．

・頭部外傷や手術後に三相性に ADH 分泌が変化することがある；尿崩症→SIADH→尿崩症という病態になりうる（機序や変化のタイミングは文献参照[2,3]）．

（補正目安➡Chapter 1-2. 高 Na 血症. 4高 Na 血症の治療. 3）治療方法，34頁）

Q4 『ブドウ糖による補正をするときは，おおよそのくらいの速度，1 日量を決めているか？』 治療

水分欠乏量は，（現在の血漿 Na 濃度−140)/140×体内全水分量（＝体重×0.5）で求められる．

投与例）水分欠乏量を計算し，『欠乏量の半分量を 24 時間かけて投与．その後，残りの半分を 24〜72 時間かけて投与する』などの大まかな目安がある[4]．

Q5 『(腎前性）AKI＋高 Na 血症の時の管理は？』 治療

　循環血液量是正優先で適宜輸液張度を上げて，バイタルや循環血液量が落ち着いてきたら，輸液張度を下げていき，ブドウ糖へシフトすることが多い（☞ Case 14, 17 ★).

Q6 『治療中の尿量の動向でなにが予想できる？』 治療

・薄い尿が，沢山出ていると，なかなか Na が下がらない.
・濃い尿が，少しの量だと（何らかの理由で ADH 分泌亢進するような病態も加わった可能性），Na が下がりやすい.
・濃い尿が，沢山出ていると，血清 Na 値はなかなか上がらない．濃い尿（高張尿）が沢山出ている状況はあまり多くないが，AKI の利尿期のように，体内に溜まっていた溶質を排出しているという状況はあり得る．また，利尿薬使用などのように，体に入るよりも相対的に濃い尿が出るという状況はある．また Salt wasting な病態も該当する.

Q7 『入院が必要／帰宅が可能（クロースな外来フォロー）と判断する目安や状況は？』 治療

・自分で飲水できる人は帰宅可能だが，飲水ができない人は帰宅は難しい.
・外来再検（例えばブドウ糖投与後数時間後）にての改善度や症状の有無，上記のような再度増悪するリスクがあるかどうかなどを考える.

Q8 『高 Na 血症を起こす下痢・低 Na を起こす下痢の違いは？』 診断

　原則，低張液の喪失のため，高 Na 血症になる．腸液は等張に近い低張のため，高 Na 血症は高度ではない可能性がある．ここに，飲水や張度の低い輸液が加われば，血清 Na 値は正常や低値になる.

Q9 『高 Na を起こす利尿薬使用・低 Na を起こす利尿薬使用の違いは？』 診断

・フロセミドでの尿張度 77 mEq/L: これより相対的に濃い輸液が入った時→高 Na 血症になりうる.
・フロセミドでの尿張度 77 mEq/L: これより相対的に薄い輸液が入った（真水の飲水を多くした）時，もしくは ADH 分泌亢進させるサイアザイドを併用した時→低 Na 血症になりうる.

Q10 『腎後性解除後は ADH 作用が効きにくくなる，高 Na 血症になりうる機序は？』 診断

両側もしくは片側性尿路閉塞の解除後は，腎髄質 AQP2 蛋白（や urea transporters）のダウンレギュレーションが起こり，**後天性腎性尿崩症**の原因となりうる. 高 Ca 血症，低 K 血症，low-protein diets などでも起こりうるこれらの後天性の腎性尿崩症は，先天性腎性尿崩症のように重度になることはまれだが，3〜4 L/日の尿量が出うる[5]（☞ Case 16 ★）.

文献

1) キシリトール注射液添付文書. KIL230925.pdf（otsukakj.jp）
2) de Vries F, Lobatto DJ, Verstegen MJT, et al. Postoperative diabetes insipidus: how to define and grade this complication？ Pituitary. 2021; 24: 284-91.
3) Hensen J, Henig A, Fahlbusch R, et al. Prevalence, predictors and patterns of postoperative polyuria and hyponatraemia in the immediate course after transsphenoidal surgery for pituitary adenomas. Clin Endocrinol（Oxf）. 1999; 50: 431-9.
4) 今井裕一. 輸液ができる，好きになる 考え方がわかる Q & A と処方計算ツールで実践力アップ. 東京: 羊土社; 2010. p.84-5.
5) Mutter CM, Smith T, Menze O, et al. Diabetes insipidus: Pathogenesis, diagnosis, and clinical management. Cureus. 2021; 13: e13523.

3 ··· 高 K 血症

Q1 『救急外来で高 K 血症があっても，採血が難しく溶血だったから，と帰宅になっている人が散見されるが，溶血でどのくらい K が上がるものなのか？ 逆にどのレベルまで K 値が上がっていれば，溶血だけでは起こりえないレベルなのか？』 診断

- 溶血でどの位 K が上がるのか: 特に根拠はない．血球増多や破壊されている状況などの異常があるかどうか．なければ 1 mEq/L 程度までのことが経験的には多い（AST，LDH も見る[1]）．

- 経験的には，溶血検体で K 5.5 mEq/L 以上が再検するかどうかの目安になることが多い．

Q2 『入院せずに帰せる K レベルは？』 治療 （☞ Case 20 ★）

色々なシチュエーションの総合評価となる．

① 高 K の所見の有無（心電図変化・徐脈・神経所見など）

　➡ あれば，絶対に入院適応．

② 血清 K 値の程度

全く正常であった方が急に高 K になったのであれば，5.5 mEq/L 以上でも心配な状況となるし，元々 5 mEq/L 台前半も出る方なら，6 mEq/L 程度が目安となりうる〔例えば CKD 患者さんで慢性的に高 K 血症があるのなら，5.5～6 mEq/L 以下程度（便秘・進行性の要因・AKI 要因がなければ）が帰宅可能の目安になると考えられる〕．

③ K 値が上昇しうる要因がないか

便秘，進行性の要因（欠乏・無尿，組織損傷や出血など K が産生されるような状況など）の有無，経口 K 降下薬が順調に飲めるか，それにより便秘になっていないか．AKI on CKD（CKD の急性増悪）になっていないか．

④ 無症候性（① がない）で ②，③ の基準を満たす高 K の場合，ロケルマ® を飲めるなら，0.5 mEq/L ずつ閾値をあげることは検討できる．

⑤入院適応であっても，入院拒否であれば，朝にロケルマ®内服あるいは GI 療法をして，夕に K 値が下がっていれば，帰宅とすることは可能．

⑥ちょっと心配だけど帰宅とする判断をした場合，翌日以降の早いタイミングで再診（翌日かそれ以降かは，総合的判断）するべきである．

Q3 『腎機能が正常なのに，時々外来でなぜか K が高い例』 診断

腎機能が正常であるのに，生化学検査では K 高値，静脈血液ガスでは K 正常範囲内となる方を診ることがある．（軽度）AKI 後の場合は，一時的な尿細管障害の可能性も考えられる．生化学検査と血液ガス検査の乖離については，以下のような機序が考えられる．血液が凝固する際に赤血球や血小板中の成分が血清中に逸脱・出現するために，血清では血漿より高値となる項目があり，この代表が K である．検査室で血清を試料として測定された K 値と血液ガス分析装置で測定された K 値は異なり，ガス分析装置での結果は 0.2〜0.4 mEq/L 低値となる．血小板 10 万で 0.1 mEq/L 程度血清が高値となるため，血小板症ではこの値が血小板数に比例して大きくなる[2]（☞ Case 23 ★）．

文献

1) 金井正光, 監修. 臨床検査法提要　改訂第 35 版. 東京: 金原出版; 2020. p.81.
2) 高木　康. I. 総論. 1. 検体の採取と結果の解釈の注意点. 特集 臨床検査: 現状と展望. 日内会誌. 2008; 97: 2892-6.

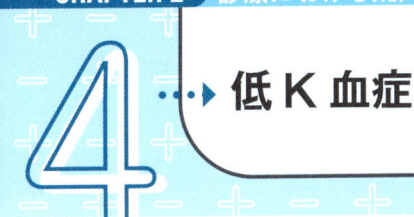

4 低 K 血症

Q1 『鑑別時にヒントとなる所見は？』 診断

● 鑑別時のヒント[1]

・飢餓のみで低 K 血症を起こすには，数週以上の経過が必要.

・体格が小さい人は同量の K 喪失でも，低 K 血症になりやすい.

・分～1 日の単位で低 K 血症が起きた場合は，**細胞内への移行**によるものが考えやすい.

(➡Chapter 1-4. 低 K 血症. **5 6 7**, 51, 52 頁)

Q2 『どのくらいで満ちてきたと判断する？ 特に小さい人に注意』 『どの位の血清 K 値になったら，補充をゆるめる？』 治療

　K 補充の原則が経口投与であるのは，内服補正でも 20～30 分で K 濃度の上昇がみられることと，一度 K 不足分が充足されると血清 K 濃度は急速に上昇するためである．K 補充は血清 K 値が 3.0～3.5 mEq/L 以上維持できていれば終了として，医原性高 K 血症に十分注意する[2]．ただし，**細胞内外シフトによる病態だと，細胞内から K が出て来うるので補充しすぎに注意**する必要があり，**一方，尿排泄・消化管排泄など K が漏出する病態の場合は，補充終了後に血清 K 値が低下しうるため**，中止は慎重にして段階的に減量などを検討する.

　基本的に，どの程度，病態が再発するかは読めないことが多いので，中止したら一度は近いうちに（できれば退院前に）**再検**するのがよい（☞ Case 24, 25 ★）.

Q3 『高度低 K 血症のときには，まずは細胞内に入るから K 上昇には時間がかかる』 治療

　ヒントとなる目安は，K は 98 ％が細胞内に存在するので[2]，直接測定できないが，血漿 K 3 mEq/L で 100～400 mEq の欠乏，2 mEq/L で 400～800 mEq の欠乏がある

といわれている[3]．（血清 K 濃度 1 mmol/L（mEq/L）の減少は体内の K 含量が 200〜400 mmol 欠乏していることを示唆し，さらに血清 K 濃度 < 2 mmol/L の時は，体内 K 含量が 1000 mmol 以上欠乏していると考えられる[4]）．（☞ Case 24 ★）

Q4 『入院を要する or ご帰宅でよい状況の判断は？』 治療

　進行しそうなもの，例えば，下痢・嘔吐などの持続，Mg，尿 Cl，Ca など（Gitelman 症候群を疑うような所見）や周期性四肢麻痺を疑うエピソードなどがあるかどうかなどを検討する．症候性（心電図変化や不整脈既往など）は帰さず入院加療する．

Q5 『夜間休日救急（主に二次救急）でご帰宅とする時，どんな処方をしてご帰宅にする？　再診はいつにする？』 治療

（☞ Case 24 ★）

- Na-Cl > 24（or ガスでアルカローシス）　塩化カリウム
- Na-Cl < 24（or ガスでアシドーシス）　アスパラカリウム

　補充量の目安として，帰宅可能な K > 2.5 mEq/L で無症状なら経口 KCl 40〜100 mEq/日の補充だが，外来診療可能な K 値の程度で無症候性なら，ここまで補充量が多くなくても近日フォローで投与量調整することもある．アスパラカリウムだと錠数が多くなってしまうが，例えば，Sjögren 症候群による RTA（代謝性アシドーシス）・低 K 血症がある場合，アスパラカリウムで血清 K 値の改善が乏しい場合，失われていた K が満ちるまで一次的にアスパラカリウムに併せて塩化カリウムでも補充追加することもある（落ち着いたらアスパラカリウムのみにする）．注意するべきことは，高度低 K 血症の治療において，**アシドーシスの治療は K 補充が終わってからにする**（アシドーシスの治療により K がさらに下がるため）[1]．

　再診は，経験的に，K 2.5 mEq/L に近ければ数日後，3 mEq/L に近ければ（低 K 血症進行要因も考慮必要だが）1 週間後以内というのが目安になる．

Q6 『末期腎不全，透析でK値が低い人の理由は？　補充すべき？　いくつ以下で補充すべき？』診断　治療

- 保存期腎不全や血液透析患者でKが低いことがある理由[5]

末期腎不全でも筋肉量が少ない場合低K血症が起こりうる．また，薬剤性や甲状腺機能亢進症，レニン-アンジオテンシン-アルドステロン系亢進，尿細管障害，食事摂取量低下や重度の嘔吐・下痢などでも起こりうる．血清K値が減少した後でも腎性のK排泄が約1週間続くと，腎性の適応が遅れ，さらに低K血症が悪化しうる．

食事摂取量が低下していれば血液透析によって（一般的な透析液K 2～2.5 mEq/L），また腹膜透析（K含まない）によっても低K血症が起こりうる．またCHDFによる低K血症も多い．特に高齢者では注意すべきである．

透析患者の低K血症の原因としては，摂取不足の他に，慢性的な下痢・嘔吐，体液ドレナージ，高カロリー輸液（インスリン投与），下剤・利尿薬・K降下薬の過剰投与，高濃度ブドウ糖透析液，低K性疾患（Bartter症候群/Gitelman症候群，バリウム中毒など）がある[6]．

- 腎不全患者におけるK値の考え方[7]

K≧3なら補充せず翌日再検，K値が低いなら1日K排泄量みる，初回投与は40 mEq程度としてKを再検する（無尿のCKD患者でも1 mEq/kg/日のK補充は許容される[2]）．

透析患者の透析後のKは3.0 mEq/L以上を目標とする．ただし，肝不全や不整脈など低K血症が悪影響を及ぼしやすい状況ではK 3.5 mEq/L以上に保つようにする[6]．また，低栄養の透析患者では，透析条件（膜のサイズや透析時間）の見直しも検討する．

文献

1) 柴垣有吾. カリウム代謝異常の診断と治療. より理解を深める！体液電解質異常と輸液. 3版. 東京: 中外医学社; 2010. p.88-119.
2) 長浜正彦. 低カリウム血症. 特集 日常診療で遭遇する電解質・酸塩基平衡異常. よくある病態・見逃してはいけない病態. 日内会誌. 2022; 111: 917-25.
3) 小松康宏, 西﨑祐史, 津川友介. Kバランス. シチュエーションで学ぶ輸液レッスン. 2版. 東京: メジカルビュー社; 2015. p.150-83.
4) 金井正光, 監修. 臨床検査法提要　改訂第35版. 東京: 金原出版; 2020. p737-9.
5) Yamada S, Inaba M. Potassium metabolism and management in patients with CKD.

Nutrients. 2021; 13（6）: 1751.

6）柴垣有吾. 透析患者の体液電解質代謝異常と輸液. より理解を深める！体液電解質異常と輸液. 3 版. 東京: 中外医学社; 2010. p.238-53.
7）柴垣有吾. 輸液（水電解質輸液）の基本. より理解を深める！体液電解質異常と輸液. 3 版. 東京: 中外医学社; 2010. p.209-37.

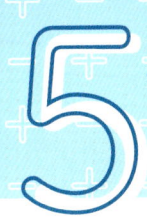

5 ···▶ 高 Ca 血症

Q1 『不動でどこまで血清 Ca 値が上がりうるのか？』 診断

　不動になるリスクの高い血液透析患者の不動による高 Ca 血症の報告では，13 mg/dL 前後まで上昇している[1]．

　不動による高 Ca 血症の診断には，他の高 Ca 血症の原因を鑑別する必要があり，除外診断となるが，次のような特徴がある[2]．

- PTH の適切な抑制
- PTHrP の抑制
- 25（OH）ビタミン D と 1,25-(OH) ビタミン D の低値
- 高 Ca 尿症
- cross-liked N-telopeptide of type 1 collagen 上昇/cross-liked C-telopeptide of type 1 collagen 上昇
- ALP（normal bone-specific）低値
- 他の PTH 非介在性高 Ca 血症（悪性腫瘍，血液疾患，肉芽腫性疾患，薬剤，内分泌疾患，ビタミン A や D 中毒など）がない．

若手 Dr. からの質問 memo

「除外診断して不動とわかれば，例えば補正 Ca 13 mg/dL 前後でも許容しうるものなのでしょうか？」

　治療は常に行いますが，その積極性や目標は症状（意識レベルや神経・筋肉への影響を含む）や QOL などで考えます（不動による高 Ca 血症の症状の症例報告は文献[1]にある．倦怠感や食欲低下，便秘など）．内服治療に限らず，リハビリなどの ADL の改善が有用なこともあります（柴垣有吾医師ご提供）．

Q2 『腎障害時のビスホスホネート製剤はどうするか？』 治療

(➡Chapter 1-5. 高 Ca 血症. 6各治療方法について, 63 頁)

- 腎障害時ビスホスホネート製剤使用による AKI 頻度・リスクについて以下のように示されている.
  （超高齢・末期がん患者で透析についてはすぐには同意しづらい状況で, 透析以外の薬で治療しなければならない時に, AKI リスクがあるのであれば, 使いづらい. ☞ Case 26 ★）
- Kidney International では, ビスホスホネート製剤の腎毒性は用量依存性で投与速度依存性であり, クレアチニンをモニターしながら腎容量調整などガイドラインにそって投与すれば高度の腎毒性は避けられうると示されている[3].
- J Oncol Pract では, 一時的なゾレドロン酸の休止についての目安として
  - ・Cr のベースライン値≦1.4 mg/dL であれば, 0.5 mg/dL 以上の血清 Cr 上昇で休止（withhold）
  - ・Cr のベースライン値≧1.4 mg/dL であれば, 1 mg/dL 以上の血清 Cr 上昇で休止（withhold）が示されている[4].
- 日内会誌では, 高 Ca 血症における腎障害は高 Ca 血症の治療により改善することが期待されるため, 高度の腎障害があっても, 尿量が確保できていれば, ビスホスホネートの投与を考慮すべきとある[5].

Q3 『デノスマブの効果の手ごたえは？』 治療

- デノスマブ（ランマーク®）使用後, 血清 Ca 濃度が低下し, 逆に低 Ca 血症になることがあるので, ビタミン D やカルシウム製剤で補充する.

■症例提示

　がんの骨転移で高 Ca 血症となり補正 Ca 13.3 mg/dL まで上昇, Cr ベース 0.5→2.4 mg/dL まで上昇, その後 AKI が進行した. X 年 10 月 13〜17 日エルシトニン投与, 10 月 13 日デノスマブを投与した. 血清 Ca 値推移として, 10 月 14 日 13.2→10 月 16 日 11.1 mg/dL, 10 月 19 日 9.5 mg/dL と低下速度が速く, 10 月 20〜26 日アルファロール 0.5 μg 投与, 10 月 24〜26 日 L-アスパラギン酸カルシウム 200 mg 3 錠を使用し, 10 月 25, 27 日と補正 Ca 8.2 mg/dL で維持した.

Q4 『急性期のフォロー間隔はどうしているか？』 治療

　高度・症候性や血液透析要否判断しなければならない状況では，1日1回は採血フォローする．

Q5 『最近，フロセミドは効果が少ないといわれている』 治療

　補正 Ca 値を低下させる程の効果は少なく，生食を投与する際の体液過剰是正の意味合いのみといわれている．

　そのため，最近は下記をメインに治療を行う．

①等張液（体液量是正で GFR を増加させる）

　まず体液欠乏があるなら①で尿を出す，尿が出ても Ca が下がらない場合は②③から検討する．

②カルシトニン製剤: エルシトニン（速効）

③ビスホスホネート

④RANKL 阻害薬（一般名デノスマブ，商品名ランマーク® 皮下注）

⑤腎機能障害や腎不全で十分な尿量が確保しきれない場合は血液透析〔（デノスマブの場合は Ca 値低下に時間がかかるので）急性に Ca 値を下げたい場合〕．

　④のデノスマブを使いたい時はどんな時か[6]

　ビスホスホネートに抵抗性の悪性腫瘍関連高 Ca 血症での有効性が報告されている．また副甲状腺癌関連で難治性の高 Ca 血症でも有用と報告されている．デノスマブは腎で排泄されないため，高度腎障害の時は特に適切である可能性があるが，急性高 Ca 血症の治療において，CKD のどのレベルでビスホスホネートよりデノスマブを使うべきかのデータはない．**デノスマブは腎毒性に関しては少ないが，低 Ca 血症のリスクは高い**．ビタミン D 欠乏や腎不全ではデノスマブ関連低 Ca 血症のリスクが上昇する．

　　※本邦においては，ビスホスホネートではゾレドロン酸が悪性腫瘍による高 Ca 血症と多発性骨髄腫，固形がん骨転移に，デノスマブはランマーク® が多発性骨髄腫による骨病変や固形がんの骨転移などに保険適応となっている（同じデノスマブでもプラリア® には悪性腫瘍や多発性骨髄腫による骨病変には適応がない）ので，基本的には保険適応で考える必要がある．

Q6 『骨粗鬆症でビタミン D による高 Ca 血症・AKI でビタミン D 製剤を中止リコメンドした後に，Cr 値が改善したらビタミン D 内服の再開を OK としてもよいのか？』 治療

　AKI 改善後ビタミン D 製剤使用の可否については，ビタミン D 以外の薬や転倒予防がベストだが，どうしてもビタミン D 製剤が必要なら，少量にすること，お薬手帳の管理と補正 Ca 値の外来でのモニターが必要である（使用薬剤の問題よりも，転倒しないような工夫も大事）.

文献

1）Uehara A, Yazawa M, Kawata A, et al. Denosumab for treatment of immobilization-related hypercalcemia in a patient with end-stage renal disease. CEN Case Rep. 2017; 6: 111-4.
2）Mifsud S, Mifsud EL, Agius SM, et al. Immobilisation hypercalcaemia. Br J Hosp Med（Lond）. 2022; 83: 1-7.
3）Perazella MA, Markowitz GS. Bisphosphonate nephrotoxicity. Kidney Int. 2008; 74: 1385-93.
4）Edwards BJ, Usmani S, Raisch DW, et al. Acute kidney injury and bisphosphonate use in cancer: a report from the research on adverse drug events and reports（RADAR）project. J Oncol Pract. 2013; 9: 101-6.
5）竹内靖博. カルシウム代謝疾患の救急: 高カルシウム血症クリーゼと低カルシウム血症性テタニー. 日内会誌. 2016; 105: 658-66.
6）Walker MD, Shane E. Hypercalcemia: A review. JAMA. 2022; 328: 1624-36.

6 ···▶ 低 Ca 血症

Q1 『Ca 補充はどの位の速度で Ca が上がるのか？』 治療

≪Ca 上昇の速度≫

- カルチコール®の最初の投与により，2〜3時間の血清 Ca 濃度を上げることは可能だが，すぐに低下してしまう．そのため，その後 Ca として，0.3〜1.0 mg/kg/時で投与する．同時に Ca 製剤とビタミン D 製剤の経口投与を開始する．頻回に Ca 値を測定しながら，経静脈投与量を調整する[1]（人手のない市中病院では，カルチコール® 10〜20 mL を 5％ブドウ糖液に溶解して 10〜20 分かけて投与後，数時間後に再検して，再度投与が必要かどうか調整することが多い）（☞ Case 29 ★）．
- 血清 Ca 濃度の目標値は正常最低値とする[1]．
- 二次性副甲状腺機能亢進症の副甲状腺全摘＋部分自家移植後では，自家移植した副甲状腺は，機能が十分発現するのに，約 2〜4 週間かかるため，その間低 Ca が遷延する可能性がある[2]．

Q2 『例えば，甲状腺癌手術後など副甲状腺機能が低下している方で，ビタミン D やカルシウム製剤内服を調整している場合の，外来間隔は？』 治療

Ca 値増減が安定しているかどうか，安定していれば毎月でなくてもよいことが多い．施設の方で通院は大変だが安定していない場合は往診医に定期採血を依頼することで必要時に受診ができた例もあった（☞ Case 28 ★）．

文献
1) 龍華章裕. Ca 代謝. In: 藤田芳郎, 他編著. 研修医のための輸液・水電解質・酸塩基平衡. 東京: 中外医学社; 2015. p.219-44.
2) 柴垣有吾. カルシウム・リン・マグネシウム代謝異常の診断と治療. より理解を深める！体液電解質異常と輸液. 3 版. 東京: 中外医学社; 2010. p.174-208.

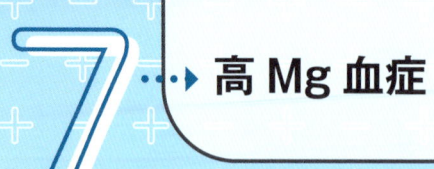

7 … 高 Mg 血症

Q1 『高 Mg 血症の原因として多いのは？　やはり酸化 Mg ？』 診断

(☞ Case 30 ★)

　高齢者など腎機能が低下した患者で酸化 Mg 製剤を長期間内服している場合は Mg を定期的に確認する必要がある．また，Addison 病，甲状腺機能低下症，食塩欠乏，リチウム服用，家族性低 Ca 尿性高 Ca 血症などでも測定を考慮する[1].

Q2 『高 Mg 血症はどんな人で重症化しやすいか？』 診断

　厚生労働省の"酸化マグネシウムによる高マグネシウム血症について"に記載された資料によると[2]，酸化 Mg による高 Mg 血症は，平成 24 年 4 月から平成 27 年 6 月までに 29 例（うち死亡 4 例）報告され，うち 19 例（うち死亡 1 例）は酸化 Mg の服用と因果関係が否定できない症例であった．高齢者（65 歳以上）や便秘症の患者が多く，腎機能が正常な場合や通常用量以下の投与であっても重篤な転帰をたどる例が認められた．多くは，意識消失などの重篤な症状が現れるまで高 Mg 血症の発症に気づかれていなかった．そのため厚労省は，必要最小限の使用，長期投与・高齢者への投与では，定期的な血清 Mg 濃度の測定，高 Mg 血症の初期症状（嘔吐，徐脈，筋力低下，傾眠等）が認められた場合には，服用を中止・受診するよう指導することを注意喚起している．経験的には，便秘が続き，それに対して酸化 Mg の増量をしてもなお便秘が続き，内服増量を繰り返している例にも多い．

　CKD でも問題なく内服している人がいる一方で，腎機能が正常でも重症化する方がいる．近位尿細管とヘンレループの上行脚は Mg レベルをコントロールするのに高い効果がある．さらに腎不全においても，腸管の Mg 吸収を減らすことで，血清 Mg レベルは調節されている．このため，高 Mg 血症は**腎機能低下もしくは小腸の運動低下の患者において Mg 投与が増加するときに起こりうる**．特に高齢で腎機能低下や小腸運動低下のある患者さんにおいて，血圧低下や徐脈，腱反射低下や呼吸抑制がある時は高 Mg 血症を鑑別に考えるべきである[3].

文献

1）猪阪善隆, 柳田素子. 今日の問診票. 高マグネシウム血症. 更新日: 2019-08-30.
2）厚生労働省. 医薬品・医療機器等安全情報 328 号（平成 27 年度）. 2015 年. 酸化マグネシウムによる高マグネシウム血症について. p.3-6.
3）Onishi S, Yoshino S. Cathartic-induced fatal hypermagnesemia in the elderly. Intern Med. 2006; 45: 207-10.

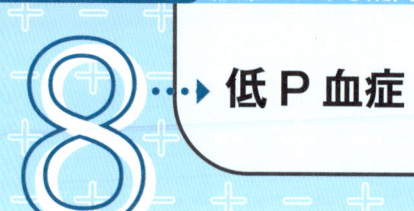

低 P 血症

Q1 『外来で ADL や食欲が良好であるにもかかわらず低 P 血症を呈する症例』
[診断]

尿中排泄増加や下痢・低栄養・アルコール多飲などがなければ，乳製品，ホスリボン®で改善，ホスリボン®終了後も低下なくその後安定する症例もある．内服薬はチェックすべきである．Case 31 は，外来で出会う高度ではない低 P 血症で，明らかな原因となる要因がなさそうであった．本症例は，CKD はベースにあるが，P が上昇してくる腎機能低下レベルではなかった．また iPTH もごく軽度の高値のみであった．P 代謝異常は CKD がなくても起こることが示されており，メタボリック症候群と低 P 血症の関連が示されている[1,2]．内臓脂肪が蓄積している患者では，血清P 値が低いことが観察されている．機序は，高インスリン血症による細胞内への P の流入が原因かもしれないが，よくわかっていない[2]．本症例もメタボリック症候群はあり，このような機序もあった可能性も考えられた．本症例に関しては，ホスリボン® 2 包から開始し，その後乳製品摂取の励行を併行してホスリボン®漸減・中止でその後リン補充は不要で経過した（☞ Case 31 ★）．

文献
1) 濱野高行，柳田素子. 低リン血症. 今日の問診票. 更新日: 2019-07-31.
2) 濱野高行. リン代謝異常. 日内会誌. 2015; 104: 953-9.

CHAPTER 3　腎臓内科専門医が在院していない時に"電解質異常"の対応をするには

　この章では，以下のA〜Cのシチュエーションの時に，どのように非専門医に対応をお願いするかについて記載する．なお，非腎臓専門医が，患者さんが来た時に何を考えるか，ひとまず翌日までつなげられるような簡略化した思考過程のチャートを，第1章の主な各電解質異常の冒頭に記載した．

A　非腎臓専門救急外来当番医にお願いしたい対応

B　非腎臓専門入院病棟当直医への申し送り（入院中の患者さんについて，腎臓専門医がその日病棟に行けなくても病棟当直医に調整をお願いしたい時の参考目安）

C　遠隔で腎臓内科医同士が情報共有したい時の考え方

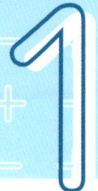

···▶ 低 Na 血症

A 非腎臓専門救急外来当番医にお願いしたい対応

(1) 注意すること

- 低 Na 血症による**症状**があるか（嘔気・嘔吐・意識障害など中枢神経症状）
- 過剰補正（1 日の上限は 6〜8 mEq/L）による浸透圧性脱髄症候群（ODS）に注意する.
- **ODS のリスク**（高齢者，女性，低 K 血症，アルコール中毒，肝硬変，低体重）
- **autocorrecting** な病態: 水摂取過剰，アルコール多飲（±溶質摂取不足），来院時に血管内容量減少があり，初療における輸液治療で血管内容量減少の状態は改善しそうな状況，精神病の薬を入院後に中止・減量した場合，嘔気・痛み・手術・薬剤性の要因が治まる可能性，副腎不全に対してステロイド投与後など

(2) 救急外来で来たら出してほしい検査

腎機能，電解質，血漿浸透圧，血糖値，甲状腺機能（TSH，fT4），中性脂肪，コレステロール，**尿酸値**，尿 Na・K・Cr 濃度，尿浸透圧などを含めた採血

(3) 救急でお願いしたい対応

①Na 値 < 120 mEq/L，急性発症（48 時間以内），症候性（軽度〜中等度: 頭痛・倦怠感・嘔気嘔吐・歩行困難・混乱，高度: 痙攣・意識障害・昏睡・呼吸停止）に該当すれば，腎内ドクターに連絡を. もしくは，腎臓内科がいない時，

・急性　症候性→　3％食塩水 100 mL を 10 分以上かけて

　　　　　　　　　（症状持続なら計 300 mL まで 100 mL ずつ追加）

　　　　　　　　　（6 時間で 4〜6 mEq/L 上げてその後はその値を維持）

　　　　　無症候性→3％食塩水 50 mL を投与　1〜2 時間後に再検（autocorrecting な病態を除く）

・慢性　重症→3％食塩水 100 mL を 10 分以上かけて

　　　　　　　　（症状持続なら計 300 mL まで 100 mL ずつ追加）

　　　　　Na < 120 mEq/L で中等度以下の症状→3％食塩水 100 mL を 10 分以上かけて＋デスモプレシン各 2 プッシュ両鼻（＝10 μg）

※心不全ではデスモプレシンは使用しない.

※デスモプレシンは，autocorrecting な病態がある時，過補正が怖い時，急性以外の時に使用検討する.

②基本的（主に Na < 125 mEq/L の時の対応）には，

・体重推移，IVC 径，身体所見，胸部 X 線などより，体液量正常〜増加→飲水制限して翌朝まで経過観察

・体液量減少→細胞外液（生食　例えば 40 mL/hr 前後）を投与（細胞外液量が満ちてきたときの ADH 分泌亢進が収まる可能性に注意，尿量測定を）.

・アルコール多飲，数日以上食事摂取不良，精神疾患，多飲なら入院後自動的に薄い尿が出うるので，尿量・尿張度注意.

・昨日もしくは朝術前 Na からの急性の低下なら，3% 食塩水を無症候性には 50 mL，症候性には 100 mL を投与して 2 時間後に再検.

③当直帯でも臨時採血をしてほしい状況: 尿量 400 mL/4 時間（もしくは，入院後積算尿量 1 L 以上出る場合/もしくは，40→80 mL/hr などで日中より尿流出速度が速まって 80 mL/hr 程度になった時）で採血（Na・K・浸透圧），尿一般/尿 Na・K・浸透圧採取を.

採血結果に基づいた対応として，以下の申し送りを検討する.

③-1）急激な Na 上昇（入院後時間×1 mEq/L の上昇）あれば腎内コール．もしくは腎内がいなければ，時間尿量以上の 5% ブドウ糖を投与＋デスモプレシン 1〜2/各鼻×両鼻にプッシュ（＝5〜10 μg）する.

③-2）例えば，夜中に臨時採血をして朝の採血結果と比較する場合，Na が日中より 6 mEq/L 以上の上昇で，尿量が 100 mL/hr 以上なら，時間尿量と同じ速度 mL/hr の 5% グルコースを投与（追いかけ投与）をする（心不全がなければ）．※夕方の再検査で，Na が例えば 125〜130 mEq/L 未満（※）のうちは，目標通り Na 値が上昇していれば，夜は Na 値上昇なく同じ値で経過するような対策をあらかじめしておく．例えば，デスモプレシン点鼻で尿量を抑えるなどを検討する．ただし，デスモプレシンは体液量過剰では避ける（※血清 Na の絶対値というよりも，特に ADH 分泌亢進が収まってしまいそうな状況が予想される時）.

③-3）例えば，夜中臨時採血をして朝の結果と比較する場合，Na 値が朝から 6〜8 mEq/L 以上上昇していれば，デスモプレシン点鼻を検討する（リスクがあれば夕方に点鼻しておく）．デスモプレシンがすぐに手に入らなければ，

5％ブドウ糖を尿量と同じ速度で投与する.

◆尿 Na，尿 K や尿浸透圧の結果が夜間得られない病院ではどうすればよいか.

- 過補正が怖ければ（Na＜120〜125 mEq/L など），デスモプレシンを予め使用する.
- 過補正リスクがありそうなら（上記（1）），急性・重症症状がなければ，濃い輸液を入れずに 1〜2 時間後に Na 値を再検（尿量が増えてきたら Na 値が上がりうるので尿量は大事）する（ただし，水中毒では遅れて進行しうることに注意する）.
- 尿量が 100 mL/hr を超えた時点で，血清 Na を再検し，［入院後からの時間×1 mEq/L］上昇していたら，5％ブドウ糖を尿量と同じ速度で投与し，1 日の Na 値上昇の上限を超えないようにする.

B **非腎臓専門入院病棟当直医への申し送り**（入院中の患者さんについて，腎臓専門医がその日病棟に行けなくても病棟当直医に調整をお願いしたい時の参考目安）

このような所見・傾向ならこのような輸液をこのくらい…などの目安の申し送り例.
〈例〉

- 尿［Na＋K］が高いままで Na 上昇が少なければ，日中は濃い輸液で上げる.
- 尿［Na＋K］が低く尿量が多ければ，夜間（日中であっても過補正リスクありそうなら）デスモプレシンを使いながら，
  ・夜間は Na 値が翌朝に同じになるようにする.
  ・日中 Na 値を上げたい場合は濃い輸液（3％）＋デスモプレシン
    ［投与例: 例えば，頭蓋内病変のない中等度以下の症状で Na＜120 mEq/L の時，「3％食塩水を 15〜30 mL/hr で開始，もしくは，3％食塩水 1 mL/kg を，量を調整しながら 6 時間毎にボーラス投与（詳しくは Chapter 1-1. **5** 急性 / 症候性 / 高度の対応. 表 2〈低 Na 血症の状況と治療〉，18 頁参照）」＋「デスモプレシン 1 プッシュ 2.5 μg 片方 1〜2 プッシュ両鼻（1 日 2 回まで可能）」］で過補正を予防する.
- 尿 Na・尿 K 結果が夜間に出ない時は，尿量を追う. **100 mL/hr 以上**［もしくは**相対的に尿量が明らかに増加した時**（例えば 40→80 mL/hr など）］では，濃い輸液を行わないようにする. それに加えて，デスモプレシンの使用，Na の再検，朝より 6 mEq/L 以上上昇した時は尿量と同じ速度で 5％ブドウ糖投与などを判断する.

C 遠隔で腎臓内科医同士が情報共有したい時の考え方

下記のようなメモをもとに，情報共有すると整理されやすい（渡邉詩香先生ご提供）．

〈低 Na 血症診察時　申し送り・共有フォーマットの一例〉
⇩薄い尿が多く前日より血清 Na 値が上がりすぎてしまい，次の 8 時間で低 Na 血症再導入をかけたい場合の例．

◇月◇日　8 時（数値は例）
　〈血液データ〉
Cr 0.83, BUN 8.7, Cl 99
Na 132
K 3.5
　〈尿データ〉
Cr 20.9, BUN 130, Cl 5
Na 6 ⎫
K 3.4 ⎭ 尿張度 9.4

尿量 5500ml（前日）
　　　1300ml（当日 0〜8 時）≒162ml/hr←直近から 1 時間あたりの尿量を算出
　　　➡a 時間後の尿量を予想したい時に a× 上記 ml/hr で計算する．

BW 50.8kg TBW（total body weight）30.48kg

例えば，8 時間後再検したい時…　8 時間後の予測尿量を 1.3L とすると…
〈A 案〉8 時間後予想（輸液投与なし）Edelman 式*より Na 132➡137.4
　Na＝{132×30.48−9.4×1.3}/{30.48−1.3}＝137.4

〈B 案〉8 時間後予想（5%Glu 200ml/hr=1.6L/8hr で補正）Edelman 式より Na 132➡130
　Na＝{132×30.48＋0−9.4×1.3}/{30.48＋1.6−1.3}＝130.3
　（5%ブドウ糖液なので，入れる mEq 数は 0mEq）

*8 時間後も尿の Na＋K は変化しないと仮定して，現在（治療前）の尿 Na＋K である 9.4 を使用している．

【Plan】5%Glu 200ml/hr で低 Na 再導入 16 時採血（デスモプレシン点鼻薬 2.5μg スプレー取り寄せ）

※Edelman の式

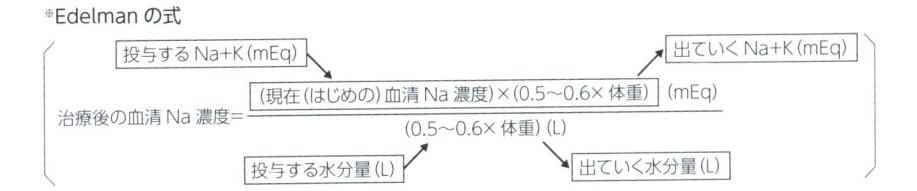

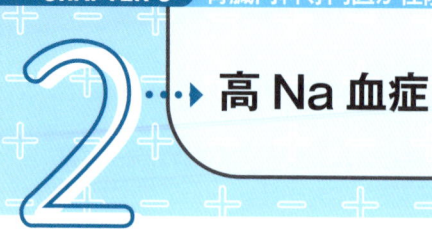

高 Na 血症

A 非腎臓専門救急外来当番医にお願いしたい対応

①救急外来で来たら出してほしい検査

尿量・体重測定

血清・尿浸透圧，血清 Na・K・Cl，（alb，Ca，P）などを含めた採血

尿一般定性（糖定性含め），尿 Na・K・BUN・Cr・Cl，など

②救急外来で来たら始めてほしい治療

まずは水分欠乏量※を計算して，その半分を 24 時間での投与を開始．ショックがある時は**ショックの治療を優先**．

※水分欠乏量 =（現在の血漿 Na 濃度 − 140）/140×体内全水分量（体重×0.5）

B 非腎臓専門入院病棟当直医への申し送り（入院中の患者さんについて，腎臓専門医がその日病棟に行けなくても病棟当直医に調整をお願いしたい時の参考目安）

①高 Na 血症で夜中に採血フォローをお願いしたい時

目標よりも低下のペースが速い時

例えば頭蓋内疾患で ADH の分泌亢進・低下が不安定な時

②ショックで夜間採血した時に，

- 高 Na 血症の増悪があれば，ショック補正の外液を投与しつつ，バイタルが落ち着いたら，ソルデム 1，3A（Cr，K が高値でなければ），ブドウ糖に切り替え．
- 10〜12 mEq/L/日以上の Na 低下（過補正）になりそうな状況や 1〜2 mEq/L/hr 以上の補正となった場合にブドウ糖中止，メイン輸液の張度を濃いものにする．

3 ⋯▶ 高 K 血症

A 非腎臓専門救急外来当番医にお願いしたい対応

①骨折（＋CKD/HD）では高 K 血症のことが多いので，K は早め採血確認と早め連絡を日頃から救急当番医や整形外科医に依頼しておく（☞ Case21 ★）.
さらに，透析患者では，最後に透析ができた日の確認をする！

②両側手足の力が入りにくい時は，K 異常・血糖異常を血液ガス測定機など迅速なツールも使用して，すぐに確認する.

③救急外来で来たら出してほしい検査

- 黒色便や消化管出血がないか確認
- 初療後（翌朝含め）の再検査項目: 尿一般，尿 Na・K・Cl・浸透圧，一般血算，Na・K・Cl・Mg，血液静脈ガス，浸透圧，Cr，BUN，CK などを含めた採血

④救急外来で来たら始めてほしい治療: モニター装着

〈6.0 ＜ K ≦ 7.0〉

- カルチコール®850 mg 1A（10 mL）を IV（5 分かけて）もしくは，カルチコール®850 mg 1A ＋生食 50〜100 mL（10 分以上かけて）

〔ジギタリス（ジゴキシン）服用者では，30 分以上かけるか，投与しない〕

- 12 誘導心電図（サインウェーブ・重篤な不整脈→循環器や救急医コール，転院搬送検討）
- GI 療法: 50％ブドウ糖 40 mL ＋ヒューマリン®R 4 単位をボーラス＋血糖測定 1 時間おきで低血糖時ブドウ糖投与（はじめは GI 療法開始 30 分後）
- K ＞ 6.5 の場合，持続 GI 療法（10％ブドウ糖 500 mL ＋ヒューマリン®R 10 単位）を 40〜60 mL/hr で投与〔血糖高値でなければ（DKA などを除く），ブドウ糖単独〕; 慎重に低血糖がないかモニターする.
（高血糖がなければ持続 5％ブドウ糖投与が低血糖リスクとしては安全）.
（➡Chapter 1-3. 高 K 血症. 4 高 K 血症の治療，42 頁参照）
- ジルコニウムシクロケイ酸ナトリウム水和物 10 g 経口〔しっかり懸濁する. 腸閉塞症例には使用しない. 経験的に経鼻胃管からの投与は可能であるが，うま

くいく人と，詰まるなどして，うまく行かない人がいる．しっかり懸濁することが重要．飲めない人やうまく投与できなさそうな人は無理せず，以前同薬がなかった時の治療（カルチコール®・生食フロセミド・GI療法）で対応する〕．経鼻胃管からの投与手順は，文献1）参照．

- 生食＋フロセミドiv（体液量やK値に応じて量調節）
- GI，カルチコール，ロケルマ®投与後2〜3時間後に再検査
- 尿電解質（Na，K，Cl，Cr，BUN）測定

〈K>7mEq/L〉

上記をオーダーして腎内コールする．

腎内がいない時，元々**透析患者，乏尿・無尿で補液や利尿薬に反応しない時，GI療法に反応しない時，ECG変化がある時，血液透析施行準備を急ぐ**．もしくは夜間透析可能な病院に転院搬送する．

※原則Kフリーの点滴とK制限食のオーダーをすることは，入院時に意外と忘れられていることが多いので，お願いしておく．

※例えば金曜日夜に高度高K血症で入院し，Kがはじめに低下傾向であっても，特にGI療法では再度上昇することがあるので，休日日勤・夜勤当直医間で必ず申し送り・再検をする．

B **非腎臓専門入院病棟当直医への申し送り**（入院中の患者さんについて，腎臓専門医がその日病棟に行けなくても病棟当直医に調整をお願いしたい時の参考目安）

①あえて夜中に再検した方が良い例＝高K血症進行リスクを有する例
- 無尿・乏尿
- Kが産生されるような状況＝**組織損傷・出血**（☞ Case22 ★）：グルコースインスリン（GI）療法に反応しない．
- 高度高K血症（目安としてK>6mEq/L以上）
- 腎不全

②もし再検で上昇傾向であれば，
1）尿が出ているならフロセミド＋生食追加（各々の量は心不全もしくは体液量欠乏の程度による）
2）尿の出が悪い＋すでにロケルマ®内服やGI療法をしている．

→透析検討（or 血液透析施行を急ぐ）

文献

1）アストラゼネカ．医薬品インタビューフォーム．ロケルマ® 懸濁用散分包．2022
年 11 月作成（第 5 版）．file: ///C:/Users/81903/Downloads/LOK05_IF%20（3）.
pdf.

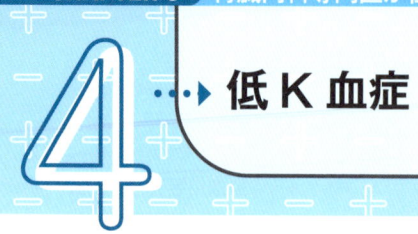

4 …▶ 低 K 血症

A 非腎臓専門救急外来当番医にお願いしたい対応

①救急外来で来たら出してほしい検査

心電図，血液検査（血算，腎機能，Na，K，Cl，Mg，P，alb，Ca，浸透圧，FT4，TSH，静脈血ガスを含めた項目），尿検査（Cr，Na，K，Cl，浸透圧）など

②救急外来で来たら始めておいてほしい治療

1)〈軽度低 K 血症（無症候性かつ 2.5＜K≦3.5）の時〉

- 塩化カリウム徐放錠 600 mg（8 mEq）3 錠分 3 で開始
  （メイン 500 mL に KCl 20 mEq 0.5〜1A 混注も可）

- 翌朝採血フォロー

2)〈高度低 K 血症（症候性あるいは K≦2.5）のときの対応〉

（症候性：**筋力低下，横紋筋融解症，不整脈，ST 平坦化，QT 延長．呼吸筋麻痺を示唆する低酸素血症や致死性不整脈の場合は救急/ICU 管理へ**）

- 動脈血ガス

- 経口投与の場合: K.C.L.® エリキシル 13.4 mEq/10 mL を 20 mL を内服もしくは経鼻胃管より投与（投与時 10 倍量の水で薄めて服用する）

- 経口投与不可能な場合→経静脈投与（輸液ポンプを使用）

  ・末梢静脈の場合: 生食 500 mL に K.C.L. 20 mEq 1A を混ぜて 100 mL/hr

  ・中心静脈の場合: 一般病棟では，60 mEq/L を超える輸液製剤の投与は禁止（病院によっては，セット登録で中心静脈投与でも 40 mEq/L としているところもある）．速度 10 mEq/時 以下とする[1]．K が高濃度で含まれている溶液を使う際は，一般病棟であってもモニターが必須である．これ以上濃い濃度が必要になる際は，IC をした上で，ICU のセッティング（シリンジポンプ）で補正する．

- 低 Mg 血症があれば硫酸 Mg 1A＋生食 100 mL 1〜2 時間かけて投与

- 心電図モニター下で 2〜3 時間毎に血清 K 値をフォローし，K≧3 または症状改善まで投与を行う（静脈投与の場合: 最大投与 100 mEq/日を基本とする）

（糖負荷となる輸液やインスリン投与，β刺激薬はKが低下してしまうので避ける）．

B **非腎臓専門入院病棟当直医への申し送り**（入院中の患者さんについて，腎臓専門医がその日病棟に行けなくても病棟当直医に調整をお願いしたい時の参考目安）

①夜中も再検確認してほしい状況
- 夕方再検でも K < 2.5 mEq/L 以下の場合．
- 夕方再検で上がり幅が大きく，補充調整した場合（尿量少ないかなども勘案）．
- 水腎症による AKI で閉塞解除後など，大量希釈尿が持続している時．

②休日日直にお願いしたい調整

K < 3 mEq/L なら経口補充量もしくはメイン混注量を追加（下痢が続いている・ブドウ糖投与も必要・食べれないなどの時，体格が小さくないなど．慢性腎臓病がある場合は，補充増量しすぎない）を検討する．追加量の目安としては，値にもよるが，急性には経口 K 40〜60 mEq/L の投与で K 1〜1.5 mEq/L の上昇が得られる[2]というのが，目安になる．点滴投与の際は，末梢点滴における濃度上限があるので，体液量過剰などが許容範囲であれば，もう1本メイン点滴を追加し，K補充液を混注することを検討する．

3 ≦ K < 3.5 mEq/L で低下していく要因が乏しいならそのまま，K > 3.5 mEq/L なら少し減らす〔腎機能低め（例えば GFR < 15〜30 mL/min など）・便秘のある人は特に減量を検討する〕．

文献
1）長浜正彦．低カリウム血症．特集 日常診療で遭遇する電解質・酸塩基平衡異常 よくある病態・見逃してはいけない病態．日内会誌．2022; 111: 917-25.
2）柴垣有吾．カリウム代謝異常の診断と治療．より理解を深める！体液電解質異常と輸液．3版．東京: 中外医学社; 2010. p.88-119.

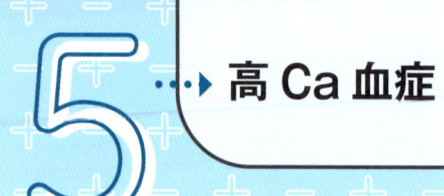

5 ··▶ 高 Ca 血症

A 非腎臓専門救急外来当番医にお願いしたい対応

　まず，**高 Ca 血症を起こしうる薬剤の中止**を忘れずにする（経験的にはエルデカルシトールが多い）.

　体液量が少ない時には，むしろフロセミドは使ってはいけない．**体液量の状況をはっきり評価**することが重要である.

①救急外来で来たら提出しておいてもらいたいもの

　アルブミン，Ca，P，Cr，Na，K，Mg……尿 Ca，Cr，UN，Na，Cl などを含めた採血．翌朝: 1.25 ビタミン D，iPTH，rpPTH（も含めて再検）.

②救急外来で来たら始めておいてほしい治療

1）腎機能が正常なら: 体液量過剰がないことを確認し，生食（2 L/日から調整[1]．生食大量投与による Cl 負荷で代謝性アシドーシスになるようなら外液でも可．3〜4 L/日の尿量を確保）を投与する ｛溢水回避目的にフロセミドをまずは 20 mg 静注する（体液量が少なければフロセミドは使わない，生食のみ）．中等度以上であればカルシトニン（エルシトニン® 40 単位筋注を 1 日 2 回 3 日間），ビスホスホネート製剤〔ゾメタ® 4 mg を 100 mL の生食（もしくは 5％ブドウ糖）に希釈し[1]，15 分以上かけて点滴注射〕検討｝

※ゾメタ® の保険適応は，悪性腫瘍による高 Ca 血症，多発性骨髄腫，固形がん骨転移となっている．ゾメタ® の慢性腎臓病における腎容量に基づいた減量調整については，白鷺病院のホームページを参照[2].

2）腎機能障害があれば: 体液量過剰がないことを確認して生食投与〔溢水回避目的にフロセミド 40 mg など（腎不全であれば 1 回量を増やす）の投与を検討する（体液量が少なければフロセミドは使わない，生食のみ）〕．中等度以上であれば，カルシトニンを検討する．高度であればデノスマブ（ランマーク® 120 mg 皮下注）検討を検討する.

※生食大量投与により溢水が懸念され，フロセミドを使いたい時の量に関して，フロセミド 1 回量を多く使いたい腎機能については，文献 3）より，GFR＜50

mL/min では，最大効果が得られる量（IV）が正常の 3 倍，GFR < 20 mL/min
では 5 倍となっている．

※デノスマブを使用したいと考える状況について，高度機能障害でビスホスホネ
ート製剤が使用できない場合（GFR は特に明らかにはなってはいないが，GFR
< 30 mL/min では避けると記載がある[2]）．腎不全（特に CKD stage 4〜5[4]，高
齢女性透析患者[5]）では特に，デノスマブによる低 Ca 血症に注意する．

3）**治療に効果がない場合，AKI，腎不全進行，意識障害**などがあれば**緊急血液透
析**を検討する．

B **非腎臓専門入院病棟当直医への申し送り**（入院中の患者さんについて，
腎臓専門医がその日病棟に行けなくても病棟当直医に調整をお願いしたい
時の参考目安）

①夜も再検をお願いしたい時
● 腎不全も進行性と予想される時（なるべく日中に血液透析を判断する）．
● 体液量減少があり，生理食塩水の投与量を調整する必要がある時．
②休日日直にお願いしたいこと
補正 Ca が 12 以上で低下傾向でないなら，何を追加してもらうか．
1）尿が出ている場合→生食〔うっ血・脱水など体液量の状態によって調整（例え
ば溢水がなければ 60〜80 mL/hr など）．K，Mg も確認しながら〕±生食投与
による溢水リスクあればフロセミド（20 mg IV など）併用
　　カルシトニン・ビスホスホネート・デノスマブなどの製剤はなるべくあらか
　　じめ早め判断しておくが，Ca 値が低下しなさそうなら追加を検討する．
2）尿量が少ない場合→cCa 16 以上（上昇傾向）でやっぱり透析施行を判断しな
ければいけないので，早めに連絡をもらう．

文献

1）松原　雄，柳田素子. 高カルシウム血症. 今日の問診票.（更新日: 2019-01-18）
2）ゾメタ点滴静注用. 医療法人仁真会白鷺病院薬剤科. https://www.shirasagi-hp.or.jp/goda/fmly/pdf/files/1174.pdf.
3）柴垣有吾. 水代謝・ナトリウム代謝異常の診断と治療. より理解を深める！体液電解質異常と輸液. 3版. 東京: 中外医学社; 2010. p.7-87.
4）濱野高行，柳田素子. 低カルシウム血症. 今日の問診票.（更新日: 2019-07-31）
5）Bird ST, Smith ER, Gelperin K, et al. Severe hypocalcemia with denosumab among older female dialysis-dependent patients. JAMA. 2024; 331: 491-9.

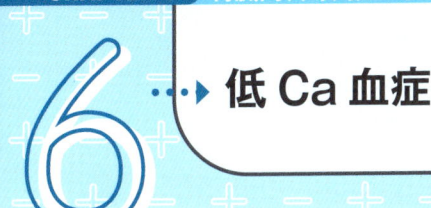

6 ···▶ 低 Ca 血症

A 非腎臓専門救急外来当番医にお願いしたい対応

①救急外来で来たら出してほしい検査

アルブミン，Ca，P，Cr，BUN，Na，K，Cl，Mg，肝酵素・膵酵素，CK を含めた採血，尿 Ca・Na・K・Cl・Cr など＋元々の内服聴取を！

翌朝提出: 1,25-(OH) ビタミン D，25 (OH) ビタミン D，intact PTH（も含めて再検）

②救急外来で来たらはじめておいてほしい治療

モニターをしながら，生食もしくはブドウ糖で希釈してカルチコール®（例えば，cCa＜7 mg/dL，しびれ・知覚異常・徐脈・嘔気嘔吐・低血圧・不穏・QTc 延長，Chvostek 徴候，Trousseau 徴候など症候性の時，カルチコール® 10 mL＋生食 100 mL を 200 mL/hr で（30 分で）投与し，終了後，カルチコール® 20 mL＋生食 500 mL を 100 mL/hr で投与など）を 6 時間かけて投与. ➡Chapter 1-6. 低 Ca 血症. **4** 低 Ca 血症の治療，69 頁参照

同時に炭酸 Ca 9〜12 g/日，ビタミン D（例; ワンアルファ® 3 μg/日）を開始しておき，カルチコール® を徐々に減量できるようにしていく[1]. 甲状腺癌術後（副甲状腺術後）などで元々内服している Ca 製剤・ビタミン D 製剤があり，内服できていなかった場合は，内服再開しておく.

※どのレベルから治療開始かということに関しては，下記が目安となる.

- cCa＜7 mg/dL もしくは症候性（cCa 7 mg/dL から症状が出ることが多い[2]）→ カルチコール® で経静脈的投与.

- 7 ≦ cCa＜8 mg/dL もしくは無症候性→経口で補正.

非腎臓専門入院病棟当直医への申し送り（入院中の患者さんについて，腎臓専門医がその日病棟に行けなくても病棟当直医に調整をお願いしたい時の参考目安）

①しびれ，モニター変化が出たら再検する.

②不整脈（心電図モニター）に注意しながらゆっくりカルチコール®〔例えば cCa < 7 mg/dL もしくは症候性の時，カルチコール® 10 mL + 生食 100 mL を 200 mL/hr で（30分で）投与. 静脈刺激や**漏出**で**組織壊死**をおこすこともあるので，希釈を要する[2]〕を投与する➡Chapter 1-6. 低 Ca 血症. **4**低 Ca 血症の治療，69 頁参照（+ベースで内服しているビタミン D 製剤内服増量を検討）.

文献

1）柴垣有吾. カルシウム・リン・マグネシウム代謝異常の診断と治療. より理解を深める！体液電解質異常と輸液. 3版. 東京: 中外医学社; 2010. p.174-208.
2）濱野高行, 柳田素子. 低カルシウム血症. 今日の問診票. 更新日: 2019-07-31.

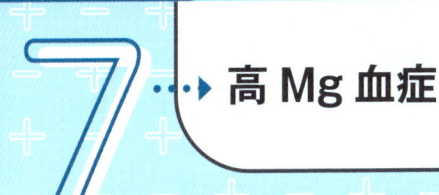

7 … 高 Mg 血症

A 非腎臓専門救急外来当番医にお願いしたい対応

そもそも救急当番医が Mg 値を測定することは少ない.

①Mg 値を救急外来で測定してほしい時

- 高齢者など腎機能が低下した患者で，Mg 製剤を内服している時
- Mg 製剤を内服中に深部腱反射が消失した時
- Addison 病，甲状腺機能低下症，食塩欠乏，リチウム服用，家族性低 Ca 尿性高 Ca 血症がある方[1]
- 低血圧，徐脈，房室ブロックや PR/QT 延長では，血清 Mg を測定する．病院によってはその場で Mg 値が出ないことがある．致死性不整脈などがある時は，すぐに測定・対応できるところへの搬送も検討する.

②救急外来で来たら出しておいてほしい検査: 血清 Cr，BUN，Na，K，Cl，Mg，アルブミン，Ca，P，血糖，血液ガスを含めた採血，尿一般（ケトン含め），尿 Na，K，Cl，Mg，Cr，甲状腺ホルモンなど

腹部 X 線や CT など: 腸閉塞・穿孔の有無（必要に応じて）

翌朝: intact PTH，アルドステロン・レニン（も含めて再検）

③救急外来で来たら始めておいてほしい治療

体液量を評価しながら生食投与〔±フロセミド静脈注射（例えば 20〜40 mg IV など．腎不全では 1 回量を増やす）〕，**グルコン酸カルシウム**緩徐に（例えば，カルチコール® 10 mL＋生食 100 mL を 30 分で）➡Chapter 1-7．高 Mg 血症．4高 Mg 血症の治療，74 頁参照

④これは血液透析施行レベルだからすぐに連絡を

- **高度高 Mg 血症**〔**高度高 Mg 血症＞4.8 mg/dL** で，**特に症候性（心電図変化，血圧低下など）**〕
- **腎機能低下**〔血液透析が必要となるのは，GFR≦15 mL/min の CKD もしくは中等度から高度の AKI が多い．GFR15〜45 の CKD や軽度の AKI では，まずは上記③の治療を施行する．ただし，血清 Mg 値が改善しない場合や，**高度の神**

経症状（例えば麻痺，傾眠，昏睡）や**心血管所見**（徐脈，心電図異常，血圧低下）などがあれば，血液透析が必要になりうる[2]］．高 Mg 血症が AKI の原因になっていたら，すぐには Mg 値は下がってこないと考えられる．

- 症状がある時（深部腱反射消失・傾眠・意識混濁などの**神経筋症状**，低血圧・徐脈といった**心血管症状，低 Ca 血症**）

※透析準備には 1 時間以上と時間がかかるので，同時に③の治療を進めておく．

※ Mg の絶対値よりも，高 Mg 血症が病態に悪さ（有症候性・AKI）をしているか，進行性であるかが重要である．

文献
1）猪阪善隆, 柳田素子. 高マグネシウム血症. 今日の問診票. 更新日: 2019-08-30.
2）Alan S L Yu, MB, BChir, Aditi Gupta. Hypermagnesemia: Causes, symptoms, and treatment. UpToDate. updated: May 19, 2022.

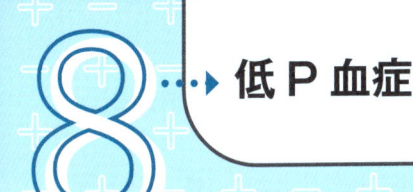

8 ┈▶ 低 P 血症

A　非腎臓専門救急外来当番医にお願いしたい対応

①そもそも救急当番医がわざわざ血清 P 値を測定することは少ない.

測定してほしい状況

- 長期の栄養失調が疑われる状況
- **リフィーディング症候群**が疑われる状況

②救急外来で来たら出してほしい検査

- 血清 P, アルブミン, Ca, Cr, Na・K・Cl, Mg, 血糖, 尿 P, Ca, Na・K・Cl などを含めた採血
- 翌朝: カテコラミン検査, intactPTH (も含めて再検)

③救急外来で来たらはじめておいてほしい治療[1]

- P 2.0〜2.5 mg/dL: 治療が不要なことがほとんど
- P＜2.0 mg/dL: 補給することが必要なことが多い (特にアルコール症や栄養不良).
- P≧1.0〜1.5 mg/dL: 無症状で経口摂取が可能なら経口投与
- P＜1.0 mg/dL: 静注投与が一般的. **必ず希釈** (通常 500 mL の生理食塩水に溶解) して **緩徐に投与する** (急速投与してはいけない). Ca とリン酸塩を形成するため, **Ca 含有製剤には混注しない**.

静脈投与の方法は具体的には,

- 無症状で血清 P 値＜1.0 mg/dL の時: リンとして 2.5 mg/kg (0.08 mmol/kg, 50 kg とすると 4.0 mmol のリン酸). 例えば, 体重 50 kg ではリン酸 Na かリン酸 K 注 (1A 20 mL) 8 mL を (生食 500 mL に溶解して) 6 時間かけて投与する.
- 有症状で血清 P 値＜1.0 mg/dL の時: 上記の倍投与 (0.16 mmol/kg) となる. 例えば, 体重 50 kg では, リン酸 Na かリン酸 K 注 (1A 20 mL) 16 mL を (生食 500 mL に溶解して) 6 時間かけて投与する. UpToDate[2]では, 例えば, 血清 P 値＜1.0 mg/dL の時, 0.4 mmol/kg を 6 時間以上かけてと記載があり, 覚えやすい方法としては, リン酸 Na もしくはリン酸 K (1A 20 mL) 1A＋生食 500 mL

6時間かけてを検討しても良いと考えられる.

- 経口可能, 高度ではなく, 症候性以外であれば, ホスリボン® 内服: 例えば, ホスリボン® 1包 100 mg 10〜20 包を数回に分けて経口補給する[1].
- 高度ではなく, 経口摂取が難しく, P≦2 mg/dL, 慢性的に持続の際, メインにリン酸ナトリウム混注配合の注意点などは, ➡Chapter 1-8. 低P血症. 4 低P血症の治療 (1)≪注意点≫. 77頁参照 (静脈注射は, 500 mL の生食に溶解するなど希釈して緩徐に投与. Caとリン酸塩を形成するため Ca含有製剤には混注しない.)

B **非腎臓専門入院病棟当直医への申し送り**(入院中の患者さんについて, 腎臓専門医がその日病棟に行けなくても病棟当直医に調整をお願いしたい時の参考目安)

①夜でも再検必要な時

- リフィーディング症候群の状況で, 数時間毎に状況が変化する可能性がある時. 必要に応じて胸部X線で上記心不全の有無も評価する.
- 高度・症候性の治療中は, 値を見ながら夜一度は評価した方が良い可能性がある. 症状が出るのは, 目安として P<1〜1.5 mg/dL の時である[3,4]. P<1.0 mg/dL までの低値だと ICU 管理が必要な病態ということになる. 実際一般病棟管理ができる程度の低P血症の時は, メイン輸液にPを入れておいて翌朝確認する, ということが多い. 経験的には, P<1.5 mg/dL でも P≧1.0 程度であれば一般病棟で見ていることが多い.

文献
1) 土師陽一郎, 藤田芳郎. 低リン酸血症の治療. In: 藤田芳郎, 他編著. 研修医のための輸液・水電解質・酸塩基平衡. 東京: 中外医学社; 2015. p.272-4.
2) Jason R Stubbs, Alan S L Yu. Hypophosphatemia: Evaluation and treatment. UpToDate. Updated: Jan 26, 2024.
3) 鈴木(堀田)眞理, 小川佳宏. リフィーディング症候群. 今日の問診票. (更新日 2019-03-22).
4) 柴垣有吾. カルシウム・リン・マグネシウム代謝異常の診断と治療. より理解を深める!体液電解質異常と輸液. 3版. 東京: 中外医学社; 2010. p.174-208.

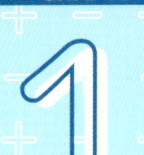

···▶ 低 Na 血症

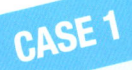

ADH 分泌亢進が止まった時の過補正に対する治療の一例. 経過中水分摂取過剰のため再度高度急性低 Na 血症となった例

　70 歳代男性. うつ病で抗うつ薬などを内服していた. X 月 15 日に尿路感染症で入院となったが, この時精神科より薬剤変更があった. 入院前より嘔気・食欲低下が続いていたが 18 日採血で高度低 Na 血症が認められ, 当科コンサルトとなった. 慢性症候性と考えた. 尿浸透圧は高くなかったが, 薬剤性 SIADH を考えた. 内分泌異常は否定的であった. X 月 21 日 AVP 0.4 pg/mL（Na 129 mEq/L）検出範囲内ではあり, 軽度 ADH 分泌亢進が考えられた.

◆治療経過中の変化・対応

❶はじめの生食 250 mL 投与で Na 上昇が大きく（X 月 20 日には 48 時間で 17 mEq/L の上昇）, また低張尿が多く出ていた（★印）. 5％ブドウ糖やデスモプレシン点鼻にて調整した.

（夜間指示の例: 24 時に尿 2000 mL/日でデスモプレシン 2.5 μg 両鼻 1 回ずつ点鼻）.

❷Na 134 mEq/L で安定し, 採血間隔も隔日などにしていたが, 翌日実は嘔気嘔吐があったことが後に発覚した. 翌朝転倒し Na 113 mEq/L が判明. 後から聞くと, 1 杯の飲水が一瞬で飲水カウントできない程であった. そこで, 飲水制限 1200 mL/日とした.

この時は急性変化のため, 高張食塩水で補正した. 嘔気が改善されたためか尿 Na＋K は 16＋31 mEq/L→4＋2.7 mEq に低下した.

その後低張尿が多量に出たため, デスモプレシン点鼻とブドウ糖を使用しながら補正した. 飲水制限を開始してからは, 予期せぬ Na 低下なく安定した.

上記経過と, 尿浸透圧があまり高くないこと, 飲水制限後の低張多尿を考えると, 多飲＋軽度の薬剤性 SIADH が考えられた.

指示：飲水・尿 12 時間毎カウント		/25 日〜飲水制限 1,200mL 1,500mL (/28〜)	
5%Glu (L)	0.5 2.5	/25 日夜 0.5	
デスモプレシン (回, 2 噴霧)	1	夜 1 2 2 2	
生食	250mL	生食 500＋NaCl2A	

血清 Na (mEq/L)

尿 Na＋K (mEq/L)

① ② 飲水＋＋

生食 500＋NaCl2A

尿量 (L)

	X月 /15	/18 /19 /20 /21 /22 /23	/25 /26 /27 /28 /29 /30	X+1月 /2 日
飲水量 (L)	2.2	2, 1.3, 1.4, 1.0, 0.8	0.8, 0.8, 1.2, 1, 1.1, 1	0.75
尿浸透圧 (mOsm/L)		248, 80, 148, 75, 97	296	

この章のポイント

> ❶ 多飲による低 Na 血症の治療と過補正に対する対応．❷ 飲水カウントに隠れた多量の飲水量があることも．補正中の嘔気は低 Na 血症再発の可能性に注意する．

CASE 2

利尿薬内服中に食事摂取不良と ADH 分泌亢進をきたし，高度低 Na 血症に対して濃い輸液で補正したが，補正速度が大きかった一例

80 歳代後半女性．X 年 5/1 嘔吐と意識障害で入院．救急診察時は意識改善．内服はヒドロクロロチアジド 12.5 mg など．5/7 AVP 0.7 pg/mL（0〜2.8）※．低 Na 血症の原因は，食事摂取不良＋ADH 亢進（体液量減少・体調不良）が考えられた．元々 Na 128〜135 mEq/L で推移していた．

入院時 Na 108 mEq/L と高度かつ意識障害あり，1.5％高張食塩水 500 mL を 5 時間かけて投与開始．その後の夜間は生食としたが，尿量が多く，Na 14 mEq/日の上昇となったため，ビーフリード®＋食事で張度を落とした（体重 38 kg）．

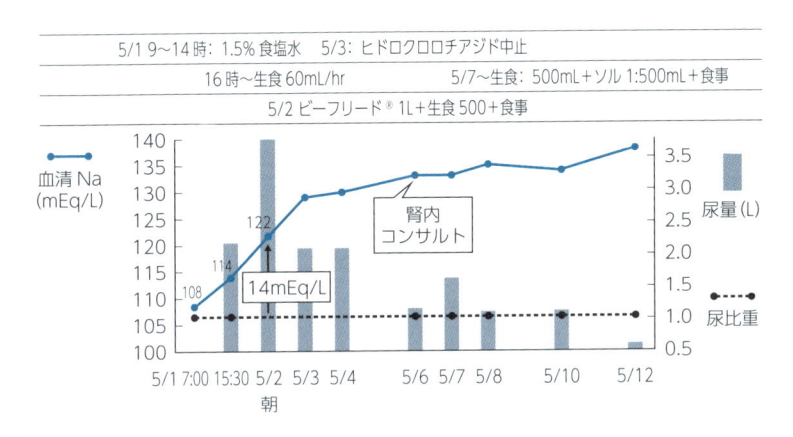

 **この 章 の ポ イ ン ト**

> 🔵 体液量減少が考えられ，食事摂取不良や体調不良による ADH 分泌亢進は，来院直後に症状緩和などで ADH 分泌亢進が速やかに収まることが多い．特に夜は尿量に注意して漫然と生食を続けず過補正を予防することが大切である．

※ 5/7 の ADH が基準範囲内であったのは，この時 Na 値は軽度低値であり，高度低 Na 血症時の ADH 採血ではないが来院前は体液量減少，体調不良（嘔気など）により，ADH 分泌が亢進していたと考えられた．

肝不全と AKI を合併した，ADH 分泌亢進と Na 摂取不良による低 Na 血症の例

50 歳代男性．2 カ月前〜食欲不振・倦怠感あり，ほぼ飲酒だけだった．5 日前〜嘔気出現し，X 年 8/23 黄疸・意識レベル低下のため受診した．(Cr 5.62 mg/dL，8/26 Na 119 mEq/L)

AKI の鑑別に，腎前性腎不全＋アルコール性肝不全あり，血圧も低く肝腎症候群を考えた．慢性無症候性低 Na 血症，体液量過少による ADH 過剰分泌＋Na 摂取不良を考えた．体液量減少による RAS 亢進と Na 摂取不良のためか尿張度が低く，排尿のみで血清 Na 値は改善すると考え，輸液張度を抑えながら投与した．肝不全にラクツロース，リーバクト®，肝不全治療と 8/30〜10/1 ミドドリン塩酸塩を使用し，体液・血圧管理と肝不全改善に伴い AKI も改善した．

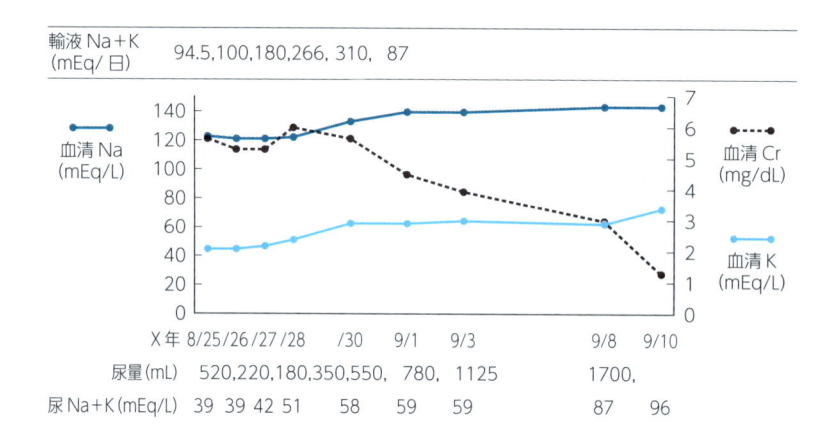

 **この章のポイント**

Q 過補正リスクがありそうな来院エピソードであり，腎前性 AKI もあったが，輸液張度を上げ過ぎないように調整した．

疼痛・肺炎・抗うつ薬による ADH 分泌亢進に対して濃い輸液で調整した例

90 歳代女性．体重 28 kg．不安症の既往あり，抗うつ薬（SSRI）を内服していた．X 年 12/8 転倒・骨折で入院（入院時 Na 140 mEq/L）．その後誤嚥性肺炎となりペースト食とエルネオパ®1 号投与となっていた．NaCl 混注でも改善ないため 1/12 当科コンサルト．

疼痛・肺炎・抗うつ薬による ADH 過剰分泌が考えられた．体液量は欠乏・過剰なく，濃い輸液を投与することとした．内服は継続する予定のため，施設転院後も同量のエルネオパ®＋NaCl 3A で継続，適宜調整を住診医に申し送りした（5 カ月後尿路感染症で再入院した時はエルネオパ®1 号のみで Na 135 mEq/L であった）．

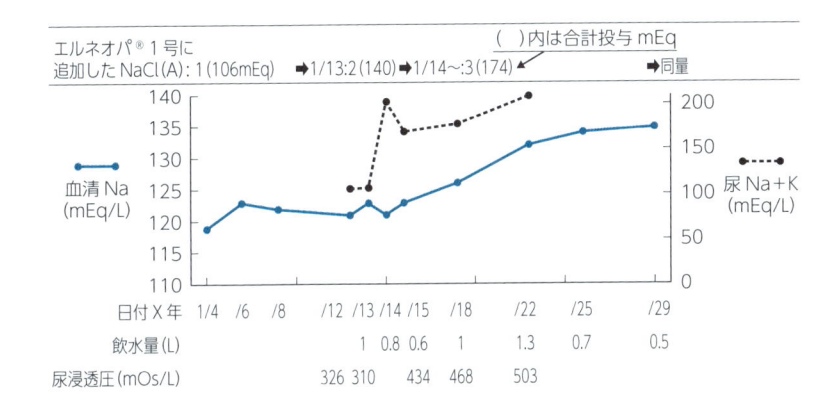

この章のポイント

> ● ADH 分泌亢進が持続しそうな例で，持続経静脈栄養調整にて転院先に申し送りできるように工夫した．

脱水と ADH 分泌亢進による低 Na 血症補正中に尿張度が上下した例

80歳代女性. 体重 35 kg. 大腿骨頸部骨折術後 ADH 分泌亢進（Na 125 mEq/L 時 AVP 1.5 pg/mL）による低 Na 血症をきたし, 当科コンサルト. 尿量カウント 700 g/日, 飲水 7/21: 700 mL/日.

体液量は減少傾向で, 塩化 Na 処方と食事塩分を増量した. 途中尿 Na＋K が上昇傾向となり, ADH 分泌亢進が再度起こっているのか, 投与量増量による尿 Na＋K の上昇かいずれかを鑑別に考えたが, 尿比重は高くなく, 投与量による方が考えられ, 一旦処方塩分を中止とした. しかし再度 Na 低下してきたため, 退院時処方は NaCl 3 g とした.

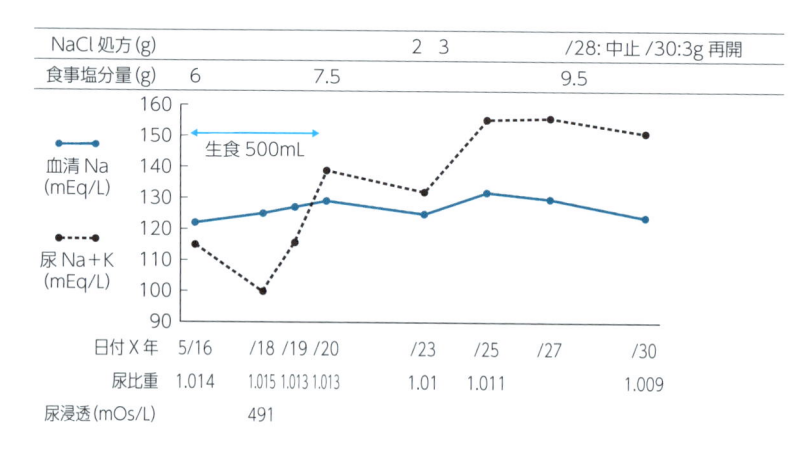

\\ ! / /

この章のポイント

◆ 低 Na 血症補正中に尿 Na＋K が上昇すると, ADH 分泌が再度亢進したのか, Na を入れているためなのか迷うことがある. 本症例は蓄尿困難だったが, Na 投与量を減らしたところ, 尿 Na＋K が若干低下したため, Na を入れたことによる尿 Na＋K 上昇と判断した.

塩分経口負荷で調整していたが，心不全歴ありトルバプタンを開始した例

　70代男性．アルコール多飲あり．元々心不全で循環器内科通院中，前回低Na血症で入院となった際は，飲酒制限・飲水制限指導，食事塩分12gで退院とした．X年5/4体動困難で入院となり，入院時Na 128 mEq/Lだったが，5/10 Na 116 mEq/Lで当科にコンサルトとなった．Cr 0.6 mg/dL，UA 5.0（低下傾向）mg/dL．※RAS系: レニン-アンジオテンシン-アルドステロン系

　鑑別は，RAS系反応低下・代償的ADH分泌亢進を呈する鉱質コルチコイド反応性低Na血症や溶質摂取不足，塩類喪失性腎症（CKDがあり入院前の塩分摂取に対して亢進していたNa排泄量を，入院後塩分摂取量低下に合わせて減少させる速度が遅い），SIADHなどを考えた．外来でもNaはやや低値で推移し，尿酸も低下傾向で，ADHの持続的分泌も予想された．飲水制限800 mL/日と張度の濃い輸液を投与した．ベースに慢性心不全もあること，点滴終了を図るため，少量のトルバプタンを開始した（途中の尿張度上昇はNa投与量に応じた反応と考えられた）．

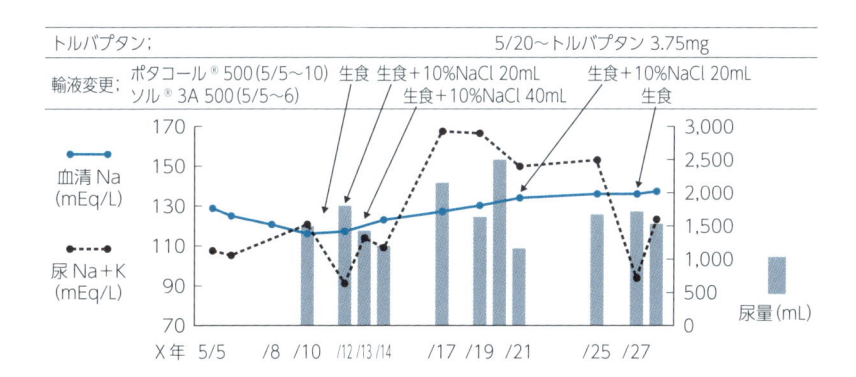

この章のポイント

- 外来ではアルコール多飲でおかずをほとんど食べなかったため，Na・溶質摂取不足を考えて Na 負荷としていたが，元々心不全になりやすく尿比重や尿浸透圧から ADH が分泌亢進しやすい状況も考えられ，少量からトルバプタンを開始し，内服のみに切り替えた．トルバプタンは Na の上昇が予想しにくいため，入院で開始，Na 値の推移をみた．

利尿薬＋塩分摂取不足＋飲水可能＋術後 ADH 分泌亢進で低 Na 血症となった例

80 歳代後半男性．慢性心不全に対しフロセミド 20 mg，トリクロルメチアジド 2 mg，スピロノラクトン 25 mg を内服中 X 年 10/3 に転倒し，5 日入院，7，11 日に大腿骨頸部骨折の手術を施行した．病院食は味が合わず食事 0〜4 割，血圧 80〜100 mmHg 台で推移した．10/25 Na 127 mEq/L で塩化 Na 3 g 処方しても 10/27 Na 128 mEq/L であり当科にコンサルトとなった．尿量 1000〜1500 mL．身体所見上うっ血・脱水所見なく，EF 65%，IVC 10 mm，CTR 51%．尿浸透圧は 11/1（Na 132 mEq/L 時点で）482 mOsm/L．

ADH が術後出ているところに（尿比重が高めであった），塩分摂取不足（塩分制限食）に相対的な自由水摂取（飲水はできていた）と利尿薬の影響もあると考えられた．10/28 フロセミド 10 mg に減量，塩分制限を解除し，血清 Na 値は改善した．その後起立性低血圧が持続しているため利尿薬は中止となったが，退院先に利尿薬再開調整について主科より申し送りをした．

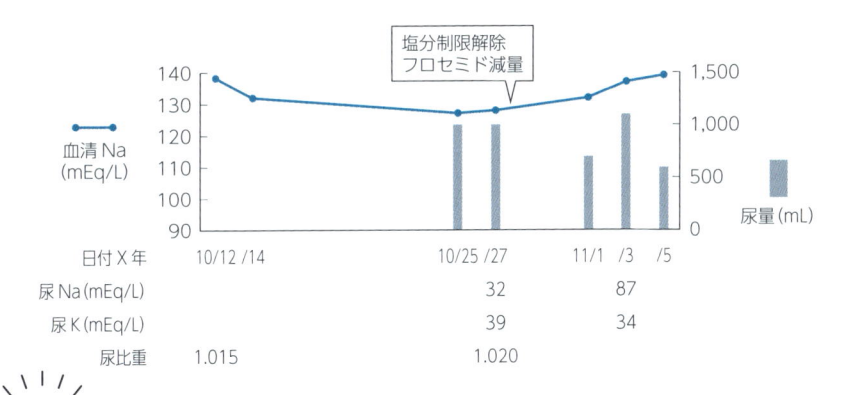

日付 X 年	10/12 /14	10/25 /27	11/1 /3 /5
尿 Na (mEq/L)		32	87
尿 K (mEq/L)		39	34
尿比重	1.015	1.020	

この章のポイント

> ● 利尿薬内服に塩分摂取不足などの血管内容量が減少する要因が加わり ADH 分泌亢進しているところに，術後の ADH 分泌も重なったと考えられた．入院中はフロセミド中止で数値安定したが，心不全がベースにあるため，転院先へ利尿薬調整を申し送ることが重要である．

CASE 8

尿 Na 低値で塩分摂取不足＋飲水可能＋ADH 分泌亢進による低 Na 血症例

　90 歳代女性．肺疾患による胸水で HOT 使用，利尿薬を内服していたが，食欲低下あり，X 年 1/25 には利尿薬中止となっていた．食事摂取不良，Na 115 mEq/L で往診医より紹介となった．

　食欲低下自覚ははっきりせず，慢性無症候性と考えた．体液量は軽度欠乏であった．尿酸低値・尿浸透圧は高く ADH は出ていると考えた．エピソードと尿 Na 低値（※）からは Na 摂取不足を考え，欠食・生食と NaCl 混注で調整した．後日結果：AVP 18.2 pg/mL（0〜2.8）と高値であった．

　※尿 Na≦20〜30 mEq/L ではなかったが（$FE_{Na} < 0.1〜0.5\%$ ではなかったが）ADH 分泌亢進している中で治療前尿 Na 60 mEq/L 台であったので多少 Na 摂取不足の要素があると考えた．

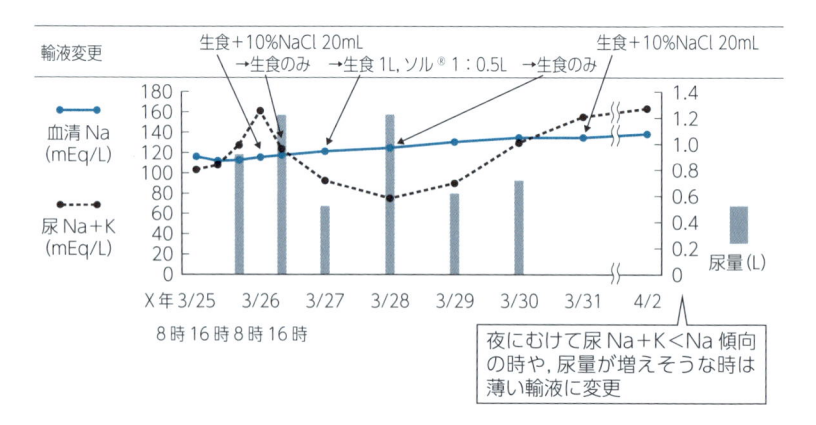

この章のポイント

> 🔍 肺疾患がありベースに ADH が分泌亢進しやすい状況に，溶質摂取不足が加わり，薄い intake である飲水で容易に低 Na 血症になりやすい状況であったと考えられる．尿張度を見ながら輸液濃度を調整した．

心不全に注意しながら塩分内服で調整した例

80 歳代男性. 肺疾患で HOT 使用, 慢性心不全もあった. X-1 年 12 月転倒し, 観血的整復固定術を施行した. 前医で下痢あり, NaCl 内服 3 g/日を処方. その後当院にリハビリ転院. NaCl 内服継続や Na 値に応じて食事に 1 g ずつ塩分を添加したが, X 年 3 月 Na 132 mEq/L と Na 低値となったため, 当科にコンサルトとなった. 内服: スピロノラクトン 25 mg, フロセミド 30 mg, アスパラカリウム 3 g など.

尿浸透圧 (678 mOsm/L) は高く, UA 低値〔3/14 3.2 mg/dL (Cr 0.38 mg/dL)〕で, 肺疾患による SIADH の可能性を考えた. お粥を米飯に変更し, 食事塩分を 3 g→4 g/日に増量した. 後日 3/18 AVP 8.3 pg/mL と高値が判明. その後の尿張度より, ADH はベースに分泌されていると予想されたが, サムスカ® や飲水制限は本人の認知機能・年齢や, 今後施設転院ということからは選択しづらかった. 食事塩分を 3 g に戻し, うっ血に注意しながら継続とした (食事摂取 8 割・尿量は測定困難だったが, 350〜1100 mL 程度であった).

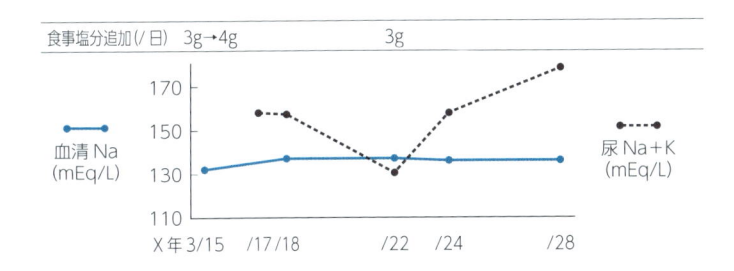

この章のポイント

🔍 病態からは少量サムスカ® がよいと考えられたが, 積極的に利尿を要するうっ血はなく, 飲水制限や, サムスカ® を内服しながら飲水するなどの調整はご本人には困難で, 上記の対応とした. 転院先に体重, 浮腫のチェックを申し送りすることも重要である.

禁酒のみで血清 Na 値が上昇しそうと予想される状況と過補正への対応

70 歳代男性．アルコール多飲歴長く，胃癌手術半年後，食事摂取は少ないが，飲酒 4 合を続けていた．入院 1 カ月前からほとんど食事摂取がなかった．

Cr 0.7 mg/dL，K 3.2 mEq/L，AVP（7/20）2.0 pg/dL（相対的にADH 分泌亢進あり）

4 合の飲酒あり，禁酒で改善傾向が予想されたため，夜はブドウ糖の補液とした．翌日 Na が大きく上昇したため，5％ブドウ糖で再度 Na を低下させた．

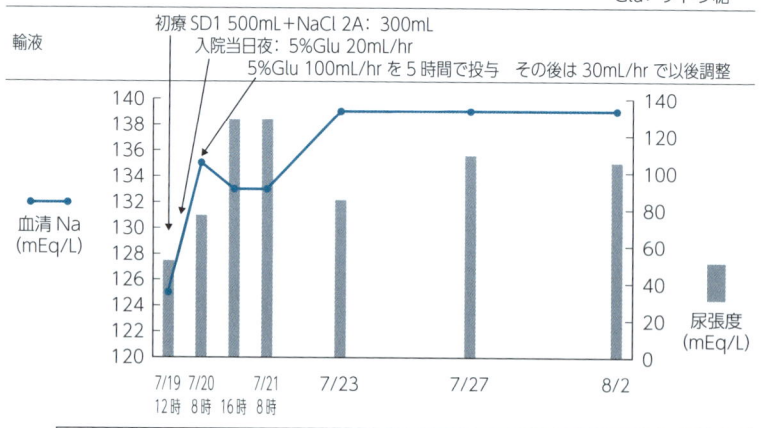

※SD1: ソルデム 1
Glu: ブドウ糖

初療 SD1 500mL＋NaCl 2A: 300mL
入院当日夜: 5%Glu 20mL/hr
5%Glu 100mL/hr を 5 時間で投与　その後は 30mL/hr で以後調整

輸液

血清 Na
(mEq/L)

尿張度
(mEq/L)

7/19 7/20 7/21 7/23 7/27 8/2
12時 8時 16時 8時

尿量(mL) 7/20:460,7/21:1300,7/23:550（食事は 7/27 から 2→5 割へ）飲水は 600mL 程度

この章のポイント

● アルコール多飲で，溶質摂取が少なく，初療直後に過補正になりやすい例．夜間は経験上 ADH 分泌亢進が収まりやすいため，尿量指示とブドウ糖補液で過補正予防に努めた（それでも 20 時間後に＋11 mEq/L 上昇した）．

CASE 11

短時間でADH分泌亢進が治まり，5%ブドウ糖で過補正を抑えた例

90歳代女性．X年2/4夕方まで食事を摂れていたが，2/5朝より嘔吐，食事摂取ができず，2/6救急要請となり，尿路感染の診断で入院となった．身体所見上体液量減少あり，嘔吐による食事摂取不良でintake不足＋初療前までの一時的なADH亢進を考えた．

初療〜入院日はエピソードから体液量欠乏を考え，外液補充をしたが，翌朝Na値+8 mEq/Lとなり，Na上昇幅を考え5%ブドウ糖液20 mL/hrに変更した．翌日+9 mEq/Lの上昇，尿量増加・尿張度低下したため，ADH分泌亢進が止まったと考えた．後日2/8の尿浸透圧は284 mOsm/Lと結果判明したが，1日でADH分泌亢進が止まったと考えらえた．食事も2/8から全量摂取できるようになった．

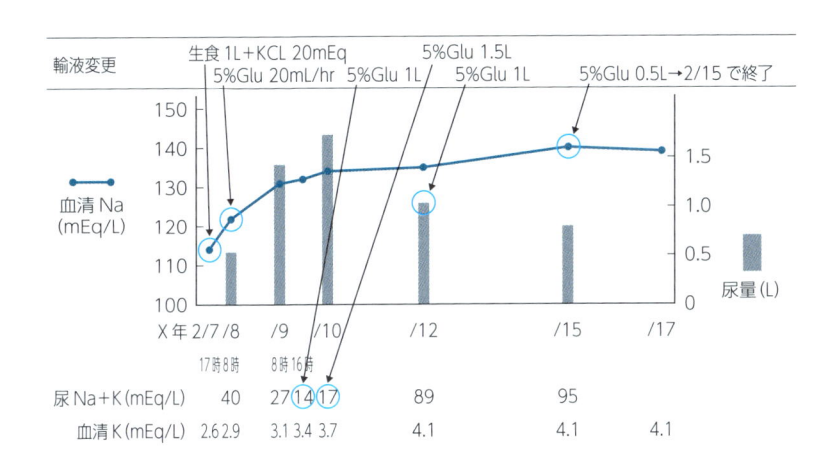

この章のポイント

- 食事摂取不足や嘔気があって受診し，低Na血症を呈する例は，初療でADH分泌亢進が治まることが経験的に多い（初療によって症状緩和・血管内容量が回復することなどによる）．初療後尿量が多く出ることもある．初療での輸液を漫然と続けず，評価しながら輸液調整することが大切である．

透析患者さんの低 Na 血症

　80 歳代男性，アルコールはやや多めな方．4/5 の透析前日の夜はアルコール摂取がやや多く，朝食はほとんど食べていなかった．透析間体重増加も多かった．飲酒による溶質摂取不足＋自由水過多による低 Na 血症が考えられた．透析での BUN 低下による相殺を考えて，この日はいつも通りの透析と除水を行った（APS-21SA，3.5 hr HD＋0.5 hr ECUM，QB 180 mL/min）血圧 130～140 mmHg.

	透析前	透析後
血清 Na	125	135
血清 K	4.5	3.8
血清 BUN	73	27
血糖	94	
体重増加	＋3.7kg	3.5kg 除水

この日は特に透析後過補正の症状などは出なかったが，Na は 10mEq/L の上昇であった．
透析前低 Na 血症に対する対策としては，①透析必要性をみて Na 値を補正してから透析，②透析後 Na 値をみて 5% ブドウ糖で再度 Na 低下を図る，③透析途中の Na 値を見ながら 5% ブドウ糖を投与しながら補正，などがある．

この章のポイント

- 体液過剰と溶質摂取不足が疑われた．朝食を食べずに透析することもあり，低血糖もあった．他院内分泌専門医による精査で副腎不全は否定的であり，朝食摂取を指導した．食事を摂取するようになり，体重増加が少ない日は低 Na 血症は呈さないようになった．

CASE 13　外来での低 Na 血症の調整

> 70 歳代男性．原疾患不明の CKD st 4 で外来通院中．Na 129〜131 mEq/L で推移していた．5/25 に SGLT2 阻害薬を開始したが，Cr 上昇傾向となったため，8/24 に減量，9/21 に中止した．ビール 500 mL を週 3 回，多飲傾向で 2 L 飲水，減塩はかなりまじめにやっていた．
>
> 血圧は 130 前後で推移し，浮腫はなかった．

　減塩をストイックにしているということで，尿 Na＋K は低かった（Ⓐ）．尿浸透圧は低くなく多少 ADH が出ていると考えられた．多飲の影響で尿浸透圧が低下傾向になることもあった（Ⓑ: 11 月の外来で飲水を減らすように指導した）．飲水を 2→1 L 程度に減らしたところで Na 上昇傾向にはなり，尿 Na＋K は高くなかったため，進行はしないと考えられた．

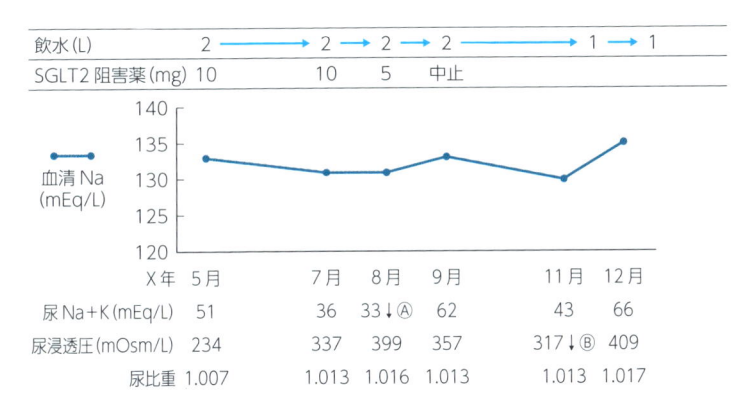

飲水 (L)		2 →	2 →	2 →	2 →	1 →	1
SGLT2 阻害薬 (mg)	10		10	5	中止		

X 年	5 月	7 月	8 月	9 月	11 月	12 月
尿 Na＋K (mEq/L)	51	36	33↓Ⓐ	62	43	66
尿浸透圧 (mOsm/L)	234	337	399	357	317↓Ⓑ	409
尿比重	1.007	1.013	1.016	1.013	1.013	1.017

この章のポイント

- 厳格な減塩，飲水過多による低 Na 血症が，SGLT2 阻害薬による低 Na 血症を改善する作用により相殺されていたが，SGLT2 阻害薬中止に伴い低 Na 血症が顕在化した．低 Na 血症の程度・尿張度が高くないことから外来飲水制限で調整可能と判断した．

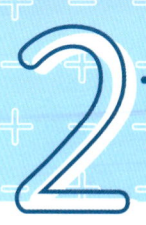

2 … 高 Na 血症

CASE 14 　HHS＋呼吸不全がある中での高 Na 血症コンサルト

　80 歳代男性．Parkinson 病で食欲不振，尿路感染で入院加療し，X–4 日前に退院した．しかし，食事摂取できず，レベルが低下傾向となった．1 日 3 回経鼻胃管から補充したが，経口摂取はできなかった．X–1 日前より発熱，X 日に肺炎・脱水による高浸透圧高血糖症候群（HHS）で入院となった．追視なく下顎呼吸で入院直後心肺停止となった．蘇生後 PIPC/TAZ ＋AZM で加療開始された．

　代謝内科併診頂き，まずは血糖優先に管理とした．X 日ショックバイタルのため外液を補充した．X＋1 日 Na 上昇のため，ソルデム® 130 mL/hr＋5％Glu 30 mL/hr とした．X＋2 日乏尿・呼吸状態安定せず，ソルデム® 1 に 50％Glu 1A 混注（代謝内科相談）20 mL/hr に加えて，フロセミド 3A を使用した．血糖は低下したが，血清 Na 値が上昇していき X＋4 日 5％Glu 1～1.5 L で調整（呼吸状態が悪く輸液入れずらい状況）したが，感染を制御できず，酸素化・血圧が低下し，X＋7 日に死亡となった．

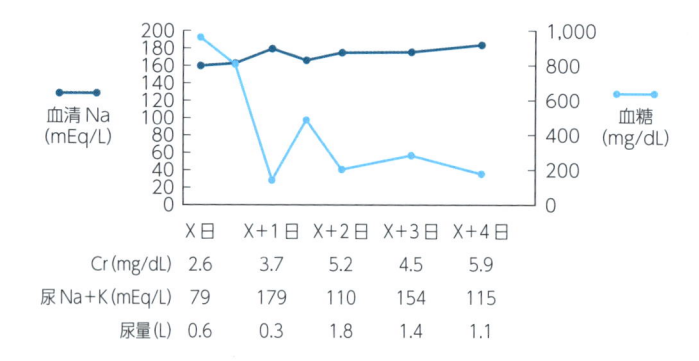

	X 日	X＋1 日	X＋2 日	X＋3 日	X＋4 日
Cr (mg/dL)	2.6	3.7	5.2	4.5	5.9
尿 Na＋K (mEq/L)	79	179	110	154	115
尿量 (L)	0.6	0.3	1.8	1.4	1.1

この章のポイント

● 入院当初はショックバイタル・血管内容量減少あり，高 Na 血症よりも外液補充を優先した．その後は輸液張度を下げていった．重症肺炎による呼吸困難と sepsis による AKI 遷延により，水分欠乏量が十分に補えなかった．

CASE 15 口渇があったが心不全に対する，飲水・輸液制限により Na 値が短期間で上昇した例

　90 歳代女性（46 kg）．低 Na 血症，たこつぼ心筋症，肺炎で入院．X 年 4/14〜肺炎増悪・発熱，心不全も増悪し，ソルデム® 3A，1，ポタコール® を合わせて 1500 mL 程度まで投与しつつ，フロセミド 20 mg 静注していた．4/16 口渇があったが，BNP や画像から心不全があり，ソルデム® を 1700 mL に輸液量を絞りつつ，フロセミドを継続し，900〜1900 mL 得ていた．4/17 Na 151→4/21 Na 169 mEq/L と Na の上昇を認め，返答不明瞭となったが，この時肺炎で発熱もあり，Cr/BUN の上昇認められ，利尿薬による細胞外液量欠乏を考え，主科より利尿薬中止，生食 750 mL と KCl 20 mEq の投与を行った．翌日 Na 174 mEq/L となりその次の日も低下しなかったため当科対診となった．

　心不全加療後，肺炎で呼吸状態が安定しなかったため，輸液を絞りながらではあったが，5％Glu を使って高 Na 血症に対する治療を行った．4/23 頭部 CT，5/2 頭部 MRI で ODS を疑う所見が見られた．

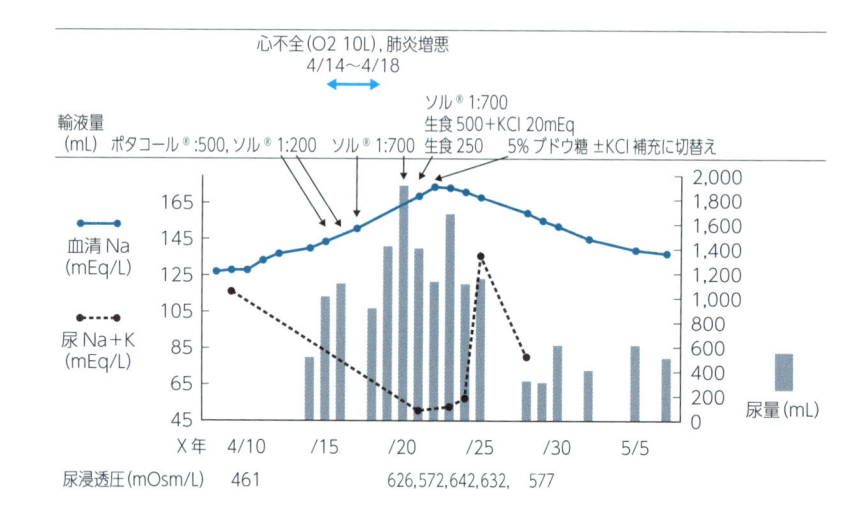

この章のポイント

- 元々飲水が自由にしずらい状況で，口渇があったが，心不全に対して飲水制限をしているような場合は本症例のように Na が大幅に上がりうる．飲水制限量のこまめな見直しや体液評価，Na 値の評価が必要である．

腎後性 AKI 後（尿路閉塞解除後）の高 Na 血症

　90 歳代女性．腰椎圧迫骨折，歩行困難で入院となった．出血性膀胱炎で尿道カテーテルが閉塞した．Cr 値が上昇したが，1/7 に尿道カテーテルを再挿入し Cr 1.7→0.9→0.6 mg/dL に改善した．尿路閉塞解除後の腎性尿崩症と考えられる尿量増加・尿比重低下，高 Na 血症が起こった．尿張度・量に合わせて輸液を調整した．

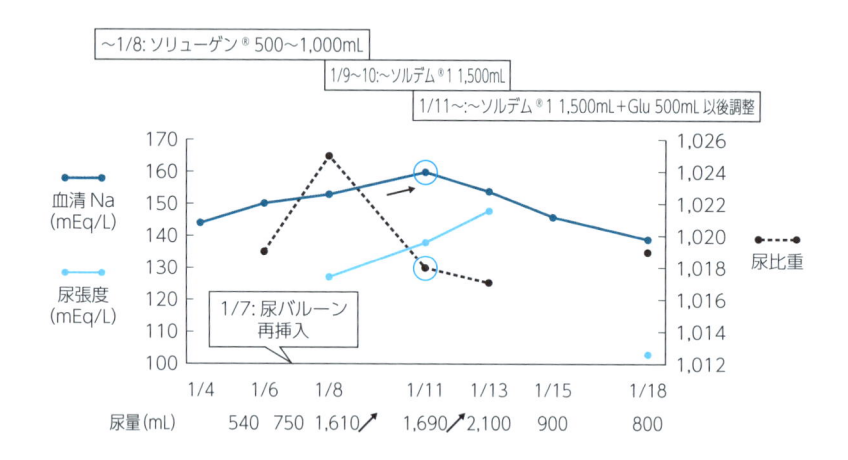

この章のポイント

🔍 尿路閉塞解除後は，ADH 作用が効きづらくなるため，高 Na 血症が起こりうる（グラフ中◯の箇所は相対的に比重が下がっている）．本症例は，尿量は多くはなかったが，血清 Na 上昇をきたした．

AKI を合併した高 Na 血症の管理

80 歳代男性．発作性心房細動あり．11 月初旬から食欲低下，体動困難あり，圧迫骨折の診断で 12 月 1 日入院した．元々血圧 110 mmHg と低めだが，90〜110 mmHg とさらに低下傾向で，12/15: 53 kg→12/28: 47.8 kg と体重減少していた．血清 Na が上昇傾向で経過していた．

体液量減少＋12/27 頻脈 180/min 時に心拍出量が低下したと考えられる AKI となった．

バイタル維持を優先し，細胞外液量不足に応じて張度の高い輸液を加え or 維持し，血圧が落ち着いたら，高 Na 血症の是正に専念すべく輸液を選択した．

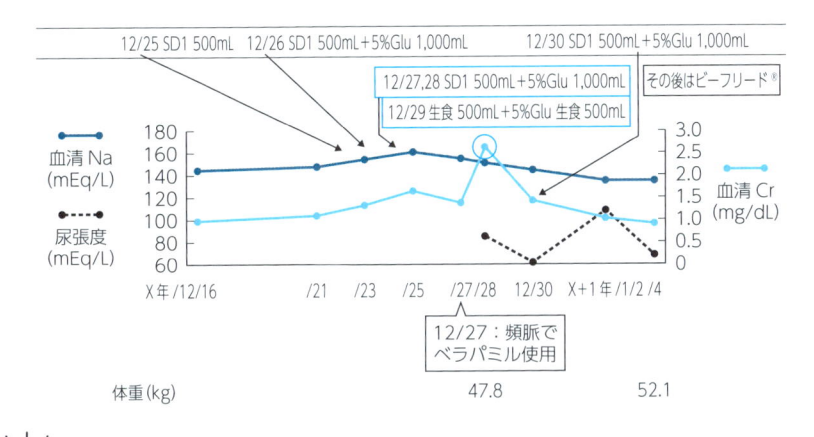

この章のポイント

● 体液量減少によると考えられる AKI を合併した高 Na 血症では，まずはバイタル・体液量を是正し，その後輸液張度を下げていく．

CASE 18 　一人で飲水不可能＋術後外液継続により高 Na 血症が遷延した例

80 歳代女性．認知症があり，X 年 4 月 28 日に転倒し，5 月 2 日に右大腿骨転子部骨折に対し手術施行した．術後高 Na 血症のため，5/6 当科コンサルトとなった．内服はフロセミド 10 mg など．血圧 120 mmHg 前後．体重 39 kg（ADL 車いす，認知症もあり，一人で飲水は困難）．

術後細胞外液投与が続いていた．血清 Cr，K 値高値なく，3 号液 1 L に変更した．食事量 7 割への増加に伴い，3 号液を 0.5 L に減量したが，その後 Na 高値が遷延したため，5％Glu も使用した．食事は 8 割を維持していた．

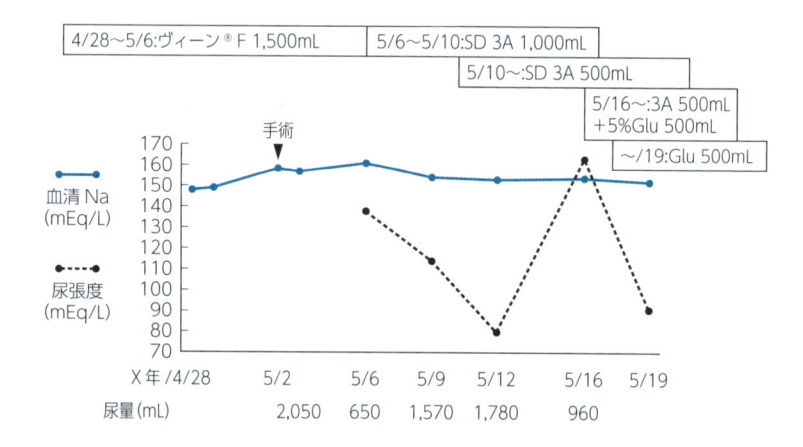

この章のポイント

- 術後低張液で低 Na 血症になることが多いが，逆に，メインとして濃い輸液を続けていると高 Na 血症をきたしうる．自分で飲水が自由にできず，高 Na 血症が遷延した．

CASE 19　食欲抵下からくる低 K 血症による腎性尿崩症で高 Na 血症となった例

　80 歳代後半女性．Y 月 5 日高度便秘により食欲が低下した．7 日高 Na，低 K 血症で当科コンサルトとなった．Y-2 月末より甘草を含む漢方を内服継続していた．尿 K>20 mEq/L 以上であり，レニン高値を疑ったが，高値はなく，甘草による低 K 血症を考えた．ただし，休薬後も 2 度の低 K 血症があり，共に食欲低下があったため，低 K 血症の要素としては食事摂取量低下によるものが大きいと考えられた．デスモプレシン負荷試験から腎性尿崩症が考えられ，低 K 血症による腎性尿崩症で高 Na 血症となったと考えられた．Cr 0.5 mg/dL 前後，血圧 130 前後で推移していた．

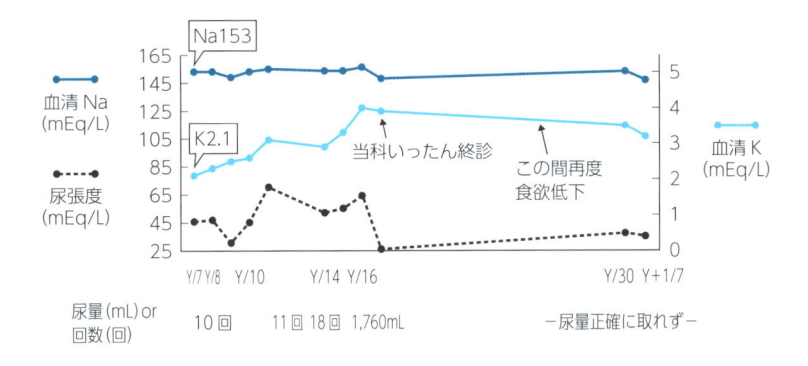

〈デスモプレシン負荷試験〉Y+1月1日

タイミング	尿量	尿浸透圧	血漿浸透圧
負荷前	200 mL	268 mOsm/L	303 mOsm/L
11 時	デスモプレシン噴霧		
14 時	200 mL	275 mOsm/L	
16 時	200 mL		

> ➡ デスモプレシン噴霧後の尿量低下なく，尿浸透圧＞300 mOsm/L への上昇もなく，反応不良であり，腎性尿崩症が考えられた．
> 持ち込み食を含む食事量増量と，K 補充で低 K 血症改善→高 Na 血症の改善を図った．

※ DDAVP 負荷試験:
デスモプレシン 10 μg の点鼻（両鼻に 5 μg ずつ）または 2 μg の皮下注を行う．
負荷前と負荷後 2 時間まで 30 分ごとに採尿する．
中枢性尿崩症では尿量は減少し，尿浸透圧は 300 mOsm/kg 以上に上昇する．
腎性尿崩症では反応不良である． 文献①

この章のポイント

> ○ 低 K 血症により腎性尿崩症をきたし，高 Na 血症となった．血清 K 値に改善により，血清 Na 値も改善した．

① 竹内靖博，竹下　彰，辰島啓太．虎ノ門病院内分泌クリニカルプラクティス．東京: クリニコ出版; 2022． p.47-59.

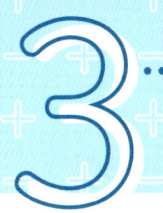

CHAPTER 4　症例で見る実際の対応

3 ⋯▶ 高 K 血症

CASE 20　　どの程度の K 値まで外来で高 K 血症管理できるか

80 歳代男性．CKD Stage G5 で通院中．K 降下薬調整や重曹で K 調整していた．

K 降下薬は消化管症状で使いづらく，主に重曹で調整していた．

透析導入のお話しや入院も提案されていたが，なかなか決心ができなかった．

X 年 2 月 10 日，下痢と腎機能増悪で入院となった．

2/10　カリメート® 2 包，重曹増量，2/11 からはロケルマ® 3 包から開始し調整した．入院後は下痢改善，食事摂取も安定（家では独居．ADL 低下により十分に食料を買えなかったこともあり）Cr，K も改善傾向となった．

※ジルコニウムシクロケイ酸 Na が出てからは，K 高値でも外来で診られる閾値が上がったが，原因不明の代謝性アシドーシスや尿 pH や尿 K 排泄等が合わない，高度の便秘，K 摂取のエピソードがなさそうなど，合わない点があれば入院考慮が必要である．

	X-3 年 / 12/18	X-2 年 / 1/19	X-1 年 / 10/13	X-1 年 / 11/24	X 年 / 1/12	X 年 / 2/9	X 年 / 2/10	2022/ 2/10
K	5.5	4.5	5.2	5.3	4.9	5.7	6	5.4
Cr	2.2	2.38	3.38	3.55	3.83	4.39	4.16	
HCO_3^-	23.3	24	18.6	24	20.3	21.3	18.9	
重曹(g)	3	3	4	4	4	4	増量	
カリメート(包)							2	

この章のポイント

● 血清 K 5 mEq/L 台では重曹調整や K 降下薬を使用して外来調整できていたが，腎機能低下・K 6 mEq/L まで上昇あり，入院にて K 降下薬変更，食事量を調整し，改善が得られた．

CASE 21　骨折後高 K 血症の術前管理

　80 歳代女性．狭心症，心不全で循環器内科通院中．ベース Cr 1.3 mg/dL で時々血清 K 値が上昇する傾向にあった．トルバプタン 7.5 mg，アゾセミド 30 mg，エプレレノン 25 mg 内服中．

　X 年 12 月 10 日に転倒し，左大腿骨頸部骨折で整形外科に入院となった．13 日の採血で K 高値を認め，15 日手術予定のため，当科コンサルトとなった．

　腎機能増悪の原因は，腎前性要因が考えられた．尿中 K/Cr 46 mEq/L で尿中 K 排泄低下が疑われた．12 月 13 日グルコース・インスリン療法施行，ロケルマ開始，食事 K 制限とした．14 日にエプレレノン一旦中止，周術期絶食に際して，ソルデム® 1 に 50％ブドウ糖 20 mL 混注を依頼した．その後腎機能・K 安定傾向なった．ベースに心不全があるため，循環器内科と相談しながら適宜エプレレノン再開を検討した．

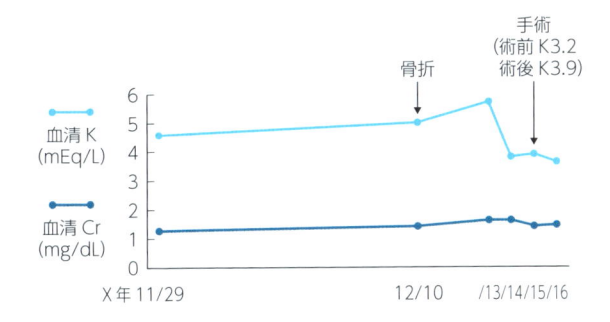

この章のポイント

- 経験的に，CKD 患者さんの骨折時は血清 K 値が上昇していることが多いので，初療時早めに採血結果を確認・腎内へ連絡するように周知すると対応が遅くならずにすむ．

CASE 22

消化管出血でジルコニウムシクロケイ酸ナトリウムを使用した例（穿孔リスクを確認して使用）

60歳代男性．肝硬変，糖尿病，食道静脈瘤の既往あり．主訴は下血とこむらがえりであった．

X年5月4日全身が攣る症状があり，5日〜体動困難，6日〜食事摂取不良，黒色便があり，7日に救急要請となった．血圧 97/65 mmHg，Hb 8 g/dL，造影 CT で噴門部と直腸に静脈瘤が見られ，消化管出血の加療目的に入院した．

入院時 K 6.7 mEq/L．消化器内科では，絶食・補液・PPI・入院日 GI・赤血球輸血（計4単位: K フィルターで輸血）での加療，週明け GF 予定となった．CT で extravasation はなく，穿孔の所見はなさそうであり，5/7 ジルコニウムシクロケイ酸ナトリウム 5 g 3 包分 3 で開始し，5/9 には血清 K 値が著明に低下していたため，中止した．5/9 GF では，食道静脈瘤があるも出血なく，胃には点状出血が目立っていた．その後吐下血なく経過した．

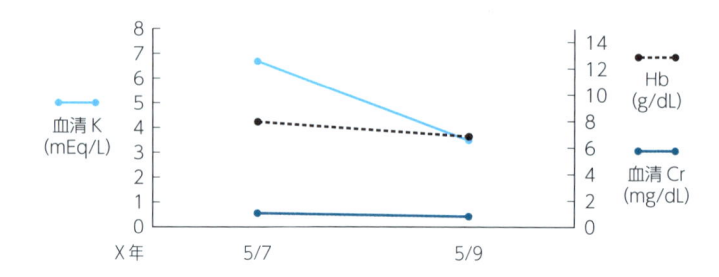

この章のポイント

🔵 大腸穿孔リスクがないことを確認した上で，輸血を要した消化管出血にジルコニウムシクロケイ酸ナトリウムを使用し有効であった例．

血液ガスと生化学検査の数値が乖離した高 K 血症例

　腎機能が正常の高 K 血症 50 歳代男性．X 年/2/7 COVID-19 で入院．この時 Cr 1.36（HbA1c 6.3）と腎機能低下を認めたため，退院後に腎臓内科外来を受診するように勧められ，5/17 当科初診外来に紹介となった．

　健診 Cr は 1.09〜1.19 で推移していた．COVID-19 罹患時，5/2〜3 日間ロキソニン® 3 回/日，5/8〜12 屯用．抗菌薬を 5/2〜7 に使用していた．漢方の内服はなかった．

　膠原病含め免疫学的検査やホルモン検査に特記すべき所見はなかった．

　血小板数 238,000/μL（生化学 K 5.7 mEq/L, 静脈血ガス K$^+$ 4.7 mmol/L）

　高 K 血症時の尿中排泄は十分ではなく，尿細管マーカーも高値だったことから，COVID-19 AKI 後の尿細管障害が考えられた（RAA 系異常値なし）．血液ガスと生化学検査との数値乖離は，Hb/Plt 値によるものが一部考えられた（Chapter 2-3, Q3）．

	X 年/8/20	X 年/9/18	X/10/22	X/12/12	X+1/2/1	X+1/3/20
K （mEq/L）	5.7	5.5	4.2	5.3	5.4	4.6
静脈血ガス K （mEq/）		4.3	4	4.5	4	4.2
Cr （mg/dL）	1.17	1.21	1.17	1.19	1.17	1.05
HCO$_3$$^-$		32.8	27.7	30.5	31.3	26.1
尿 K/Cr （mEq/gCr）	54	36	38	39.9	36.2	51.6
カリメート （包）	1	1	1	0	0	0
センノシド （錠）	1	1	1	1	1	0
尿 Na	137	73	85	150	99	198

6/2 動脈血ガス: pH 7.421, CO$_2$ 39.3, HCO$_3$$^-$ 25, K 4.0 （生化学 K 4.1）

この 章 の ポイント

> ● 高 K 血症の原因が判然としない時は動脈血液ガスでも評価する．この後の経過として，カリウム降下薬なしに時々 K 5 mEq/L 前半を推移しており，上昇しないか定期的にフォローの方針としている．

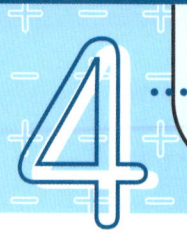

4 …▶ 低K血症

CASE 24 **やむを得ず外来で治療した高度低K血症例**

20歳代男性．留置中．X年Y月2日よりめまい・嘔気・倦怠感で，内科初診外来を受診した．

Y-1月27日より留置，偏食で普通食1/4程度の摂取であった．

Y-1月31日〜下痢・Y月2日嘔吐をきたした．既往歴や利尿薬はなかった．筋力低下など症状なし．

心電図: 洞調律，HR 55/min，左脚後枝ブロック，QTc延長（600 ms），U波あり．甲状腺ホルモンに異常なく，Aldやレニンの高値も見られなかった（尿K/尿Cr 5.8 mEq/gCr）．

入院はどうしても難しく，外来点滴と下記内服調整を行った．代謝性アルカローシスがあったため，塩化カリウムで調整した．下痢に注意しながらMg補正を施行した．

Kがまず細胞内に分布し，その後血清K値が上昇してきたと考えられた．

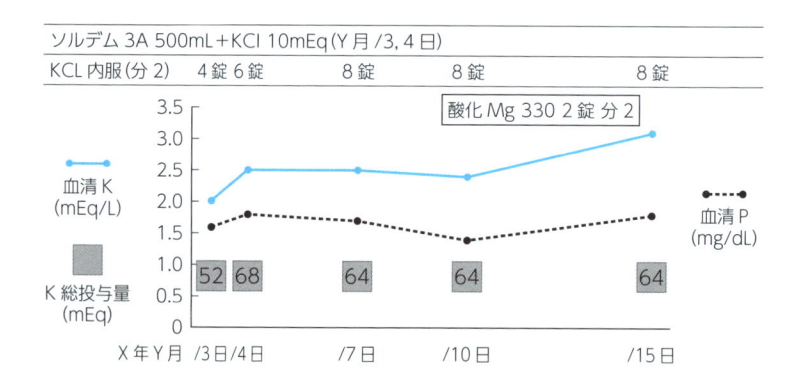

この章のポイント

● 細胞内のKが充足し，血清K値が正常範囲まで上昇するのに時間がかかったが，外来時の点滴補充に加えて内服で最終的に補正した．ジュースや野菜などの追加摂取ができない限られた治療選択肢での調整例．初診当初下痢もあり，Mgも少量ずつ補充した．

CASE 25 カリウムが細胞内に満ちてきて，補正が十分と考えられる目安

> 70代後半女性．肺炎疑いで2/9に入院した．低K血症と脱力あり．入院前は小食だったが，入院後10割食事摂取できるようになった．下痢なし，利尿薬なし．血圧140/83．内服: テラムロ® 1錠など．
> 既往: 高血圧のみ．ホルモン検査の結果は，甲状腺ホルモン・RAS系・コルチゾール系に異常はなかった．摂取低下による低K血症が考えられた．

下記点滴とK製剤・Mg製剤内服調整，食事での補充を行った．補正中血清P値の低下は見られなかった．2/11〜ジュース（20 mEq）．2/14血清K値や尿K/Crが上昇してきたことから，細胞内にKが満ちてきたと考えた．

ポタコール®+KCl (14mEq):		2/16 中止
アスパラK (mEq):7.2	2/14 中止	
塩化K (mEq):	2/10〜16 2/11〜32	2/16 中止
酸化Mg	2/11〜2錠	2/16 中止

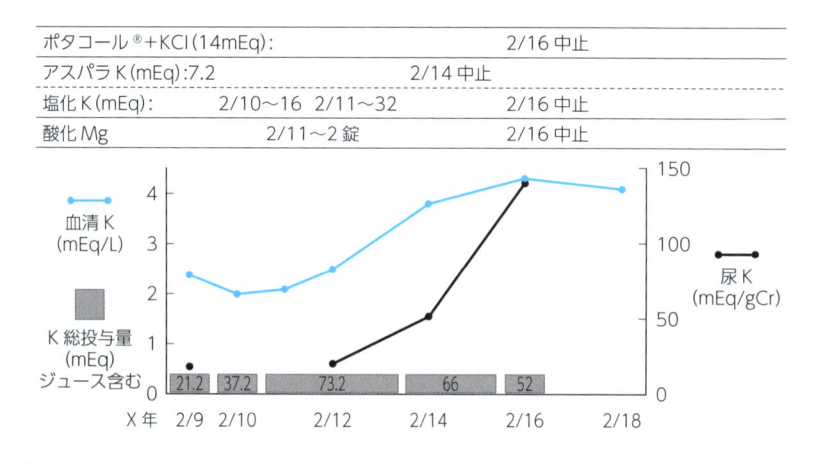

この章のポイント

> 🔍 血清K値が上昇してきたことにより細胞内にKが満ちてきたと考えられた．Kが尿や便に漏出しやすい状況でなく，K値3〜3.5 mEq/L以上で補正の効果が出てきており，正常下限で補充を減量していって良いと考えられた症例．

5 ···▶ 高 Ca 血症

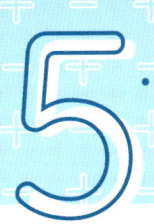

CASE 26　　AKI あり，ゾレドロン酸を躊躇した骨転移高 Ca 血症例

　70 歳代女性．X 年 6 月 5 日に転倒，膝が腫脹したため 9 日に整形外科に入院となった．16 日より NSAIDs を開始した．

　24 日に CT を施行したところ，肺扁平上皮癌と胸腰椎に転移性骨腫瘍が疑われた．

　免疫電気泳動では M ピークも認められた．1,25（OH）vitD，iPTH は基準範囲内だったが，PTHrP 13.5 pmol/L と高値を認めた．Tspot は陰性．経過中尿量 1500〜2000 mL で推移していた．

　全身状態から BSC の方針となった（複数脊椎に骨転移，肺癌原発とすると stage IV，食事が摂れなければ 1 カ月の予後と呼吸器内科・主科より説明があった）．下記治療を施行した．7/6 呼吸状態悪化，現病増悪となった．

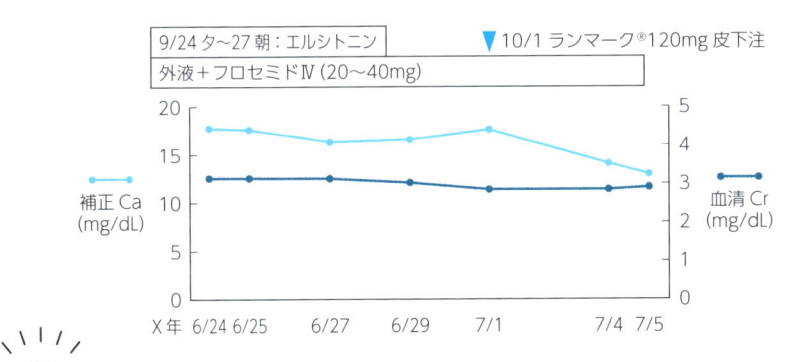

　　| 9/24 夕〜27 朝：エルシトニン 外液＋フロセミドIV（20〜40mg） | ▼10/1 ランマーク®120mg 皮下注 |

（補正 Ca（mg/dL），血清 Cr（mg/dL）のグラフ．横軸 X 年 6/24 6/25 6/27 6/29 7/1 7/4 7/5）

この章のポイント

> 🔵 尿量は 1500 mL 程度得られていたが，低アルブミン血症，現病増悪もあり，腎機能が改善しない中での高度高 Ca 血症であった．予後・全身状態から血液透析施行も適応になりにくく，ランマーク® を使用した．

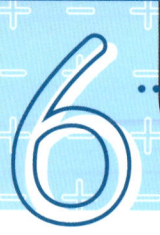

6 ···▶ 低 Ca 血症

CASE 27 日光露出が少なくビタミン D 低値で低 Ca となった例

　70 歳代男性．X 年 2 月 5 日胃癌に対して，胃全摘・胆嚢摘出術施行した．4 月 6 日～5 月 10 日テガフール・ギメラシル・オテラシルカリウム配合剤 100 mg 分 2 で内服した．低 K 血症に対して適宜アスパラ K を用いて補充していた．低 Ca 血症と腎機能低下で 6 月 5 日に当科コンサルトとなった．

　低 Ca 血症に対して下記のようにビタミン D・炭酸カルシウムを使用して補正した．

　6 月 7 日検査結果: 25（OH）vitD＜4 ng/mL（欠乏＜20），1,25（OH）vitD 26.7 pg/mL（基準範囲 20～60），intactPTH 186 pg/ml（基準範囲 7～53）であった．食事は食べられていたことと，職業上日中地下で仕事しており，ビタミン D 欠乏の原因として，露光低下が考えられた．

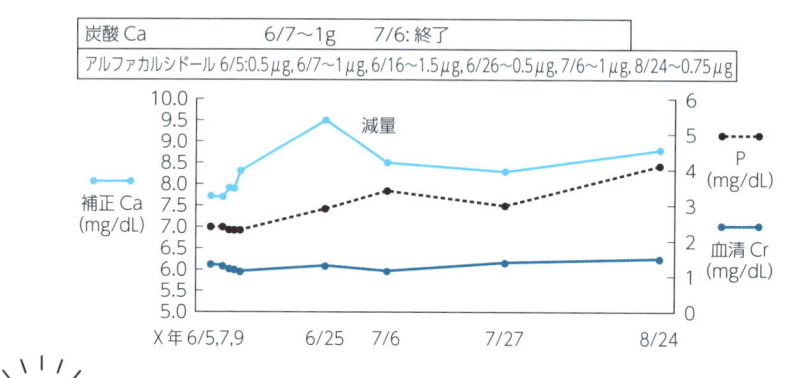

この章のポイント

🔍 退院後なるべく日光に当たる時間を作っていただき，ビタミン D 補充量を減量できた．

体調により予想困難に血清カルシウム値が上下した例

　80歳代女性．甲状腺癌術後副甲状腺機能低下症があり，元々カルシウム製剤を内服していた．施設室内独居自立していたが，尿路感染症などの体調不良時に Ca も予想外に変動することが多かった．また偽痛風を反復した．頻回の外来チェックを要した．

入院期間	入院時補正 Ca	入院理由	退院時処方	退院時補正 Ca
X 年 6/1〜30	8.7	尿路感染症 入院中偽痛風	入院時に Ca 製剤中止後 cCa 7.4 mg/dL となったため，vitD 0.5 μg，炭酸 Ca 1.5 g	8.9 (6/28)
9/3〜22	9.5	尿路感染症（発熱・嘔気食欲低下） 入院中偽痛風	炭酸 Ca 3 g，乳酸 Ca 2 g/日（vitD 在庫なし）	7.9 (9/21)
10/11〜28	6.6	症状: 嘔気，下腿浮腫 入院理由　低 Ca 血症←外来・夜にカルチコール® 使用（原因は不明だったが改善した）	炭酸 Ca 4 g，乳酸 Ca 4 g で cCa 6.9 mg/dL のため，エルデカルシトール 0.75 μg 追加	9.5 (10/27)
11/11〜26	10.5	尿路感染症	cCa 高めで炭酸 Ca 1 g，エルデカルシトール 0.75 μg に調整した	9.6 (11/24)
12/16〜24	10.6	高血圧準緊急症，甲状腺機能低下症	エルデカルシトール 0.75 μg	10.2 (12/23)
X＋1 年 9/29〜10/6	9.0	偽痛風	ビタミン D 0.5 μg	―
10/31	外来 8.9			

この章のポイント

- 🔵 高齢であり，頻回来院が大変だったこともあり，以降は，嘔気や食欲低下で内服ができなさそうな時や，体液量が減少するようなエピソードがある時の臨時採血も含めて，施設往診医にも定期的な採血を依頼し当科の受診間隔を長めにした．

高度低 Ca 血症の対応例

　50 歳代女性．2 年前に甲状腺癌の手術後，ビタミン D 2 μg＋乳酸カルシウム 5 g を内服していたが，入院 1.5 ヵ月前から怠薬していた．Y 月 16 日　片側頸部から両側上下肢のしびれがあり来院した．ECG 洞性徐脈・QT 延長なし．ビタミン D 87 pg/mL（20〜60）．

　高度低 Ca 血症あり，カルチコール® 8.5％ 10 mL 1A＋生食 50 mL をモニターをつけて 15 分以上で点滴静注し，内科救急当番医にビタミン D 3 μg＋乳酸カルシウム 6 g 内服をリコメンドした．ビタミン D，炭酸カルシウム，乳酸カルシウムで補充し，第 5 病日 cC 9.5 mg/dL で来院時からあった嘔気が落ち着いた．P 値もみながら調整し，ビタミン D 1.5 μg＋乳酸カルシウム 3 g でその後退院，外来フォローとした．

カルチコール®　▼　　　▼　　▼　　　　▼
活性型ビタミン D₃製剤(0.25)　16 T　　　　　　　　　　　9 T　8 T　3 T
炭酸カルシウム（500）　2 T　　　　　　　　　　　　　　6 T　5 T　0 T
乳酸カルシウム　　　　6 g　　　　　　　　　　　　　　　　　　　3 g

	16日 20:00	16日 22:00	17日 8:00	17日 10:00	17日 14:00	17日 17:00	18日 9:00	18日 14:00	19日 8:00	21日 8:00	22日 8:00	23日 8:00
補正 Ca (mg/dL)	6.8	7.3	6.6	7.1	7.6	7.4	7.1	8.1	7.5	9.5	10.3	10.7
P (mg/dL)			5.2	4.9	5		4.4	4.1		5.2		3.9
尿 Ca/尿 Cr (g/gCr)			0.1	0.12			0.19	0.35	0.26	0.24	0.27	0.25

この 章 の ポイント

Q 有症状の高度低 Ca 血症であったが，（非専門医当直でかつ他の救急対応も多く）持続投与や中心静脈投与は使いづらく，数時間後に再検として，カルチコール投与を反復した（血清 Ca 上昇持続 2〜3 時間）．同時に内服も開始した（本症例では初療時に事情により開始できず翌朝開始となってしまったため，朝一番の血清 Ca 値が低下していた）．入院早期は 1 日 2〜3 回採血を要した．

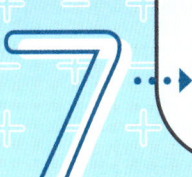
7 ···▶ 高 Mg 血症

CASE 30   **高 Mg，高 K 血症で薬剤調整をした例**

　90 歳代男性．36 kg 台．4/21 大腿骨骨折術後高 K 血症で 5/11 当科コンサルトとなった．既往歴: 胸部大動脈瘤，大動脈弁置換術後（EF 71%），高血圧，糖尿病．スピロノラクトン，オルメサルタン，フロセミド，4/20 〜酸化 Mg 660 mg を内服していた．尿 K/Cr 59 mEq/gCr，FEUN 19 %，Mg 3.1 mg/dL と高値であった．

　元々 K 4 mEq/L 台を推移．血圧も変わらなかった．

　一旦 K 制限，酸化 Mg の下剤変更，NSAIDs 回避，食事の塩分は 6 g を切りすぎないよう指示（食事 8 割）．5/12 スピロノラクトン中止・フロセミド 10→20 mg へ増量，5/13 オルメサルタン 20→10 mg へ減量とした．スピロノラクトン中止後の胸部 X 線では心拡大はみられなかった．血清 K 値，Mg 値は改善し終診としたが，大動脈瘤既往などあるため，退院時上記降圧薬調整についての申し送りを主科に依頼した．また K 上昇傾向となったら，排便管理とカリメート® 1 包をリコメンドした．

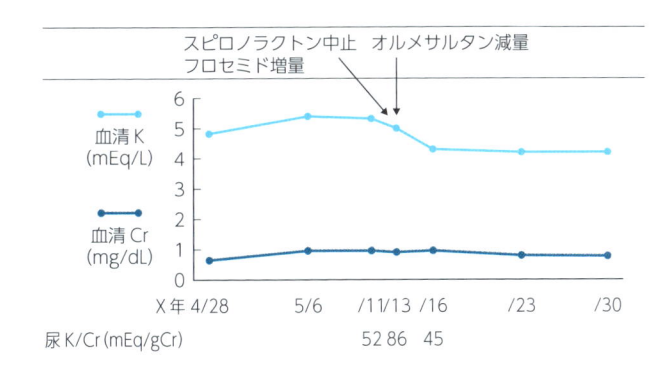

- 顕著な AKI や CKD がなくても，経時的にみると相対的に腎血流が低下傾向であり，普段問題なく酸化 Mg を内服していても，便秘傾向の時に Mg が上昇しやすいと考えられた．定期的な値確認を退院時に依頼した．

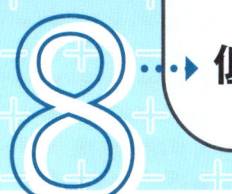

8 ···▶ 低P血症

CASE 31 **外来で低P血症があり，一時的に経口補正を要した例**

　60歳代男性．高血圧性・うっ血性心不全で循環器内科通院中．eGFR30と腎機能障害や腎動脈狭窄があるため，X-1年9月から当科併診を開始した．既往にCS1+2心不全，心房細動，急性腎障害があった．降圧薬3剤とフルイトラン® 2 mg，エリキュース®を内服していた．飲酒・下痢はなかった．

　心不全入院後は病院食と同程度を心がけていたが，間食はしていた．

　1,25（QH）vitD 42.7 pg/mL（基準 20~60），iPTH 67.8 pg/mL（基準 7~53），スポット尿［P］14.5 mg/dL

　細胞内シフトはなさそうであり，スポット尿［P］＜20 mg/dLで腸管での再吸収低下・経口摂取低下が考えられた．アルミ含有製剤は服用していなかった．1/27~牛乳摂取励行とホスリボン®で補正し改善，以降ホスリボン®中止後もP値は安定して経過した．

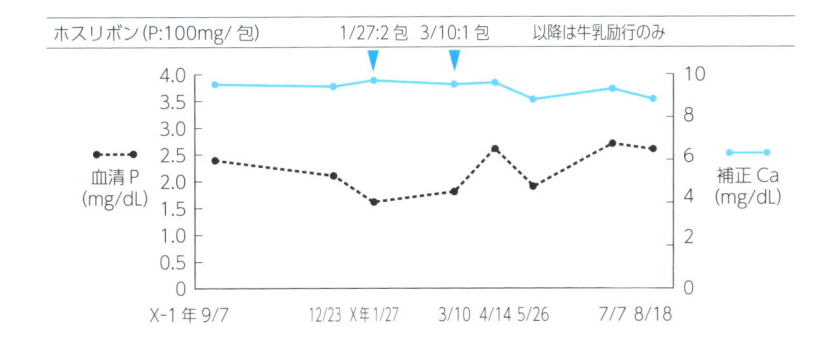

この章のポイント

🔵 外来で一時的にP補充を要する程度の低P血症を呈する症例を複数経験した. 低P血症の原因となるような内服確認と乳製品摂取指導しながらホスリボン調整で改善することが多かった.

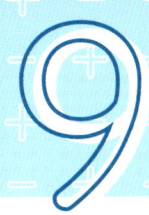

9 ···▶ 複合的な電解質異常

CASE 32 慢性的なアルコール多飲があり低 Na/低 Ca 血症などを補正して術前管理した例

　70 歳代男性．47 kg．アルコール性肝障害の既往あり．X 年 7/9 転倒，7/12 骨折治療のため入院となった．

　肝障害は消化器内科併診の上，電解質異常のため，当科にコンサルトとなった．甲状腺ホルモン・ビタミン D・NH_3・ビタミン B_1 に特記所見なし（Cr 1.9 mg/dL で iPTH 119 pg/mL）．

　低 Na 血症については，溶質摂取不足・アルコール多飲によるものが考えらえれた．入院し飲酒がなくなり，溶質摂取することによる血清 Na 値急上昇も予想されたので，飲水制限（1200 mL）のみとした．ビタミン D，カルシウム製剤，K 製剤，

	7/12 13:00	7/12 15:00	7/12 20:00	7/13 6:00	7/14 6:00	7/16 6:00	7/19 6:00	7/21 6:00	7/26 6:00
補正 Ca	5.8	5.8	6.4	7.1	9.5	11.2	10.1	10.1	9.8
尿 Ca/Cr		0	0		0.09	0.09	0.05	0.11	0.01
vitD（μg/日）	3				2	1	0.25		
炭酸 Ca（g/日）	12				4	2	1.5		
カルチコール（回）	2								
K	2.8	3	2.8	2.8	3	3.6	4.2	4.5	4.7
メイン K 混注（mEq）	10								
酸化 Mg（錠）	2				1		2		
Na	121	121	120	125	127	128	132	134	136
尿 Na		10	12		37	48	46	92	27
尿 K		11	6.7		8.3	18.4	11.2	14	29.6
尿比重	1.008				1.005	1.009	1.007	1.006	1.011
Cr	1.87	1.92	1.97	1.69	1.57	1.64	1.76	1.78	1.76
食事量（割）	8				9	7		7	

Mg 製剤で補充し，7/20 に骨折手術施行となった．

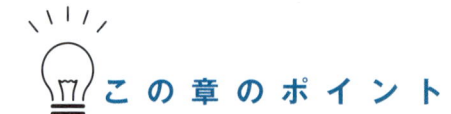

この章のポイント

- 複合的な電解質異常がある時は，どの電解質異常が急ぎの対応が必要か，優先順位をつけて対応することが大切である．ひとまず補充するもの・鑑別をだいたいつけてから治療方針を決めるべきものなどを判断する．本症例は低 Ca 血症が高度で対応を急いだ．

複合的な電解質異常の補正を要した例

　50 歳代女性（35 kg）．15 年前の腹部手術後，癒着性イレウスのため10 年前に癒着剝離術を施行，X 年 6 月 30 日に腹部膨満感があり外科受診した．低 Ca 血症のため早めのフォローで消化器内科外来を受診したが，改善ないことと肝酵素上昇があり，7/9 同科入院となった．

　電解質異常のため，入院後に当科コンサルトとなった．B 型肝炎の既往あり．特に内服歴なし．

　SBP 80 mmHg と常に低値．UN 8.6 mg/dL，Cr 0.32 mg/dL，25 (OH) VitD: 4.0 ng/mL，蓄尿蛋白摂取量 20 g/日，食塩摂取量 4 g/日，K 排泄 26 mEq/日であった．

　低 Ca，P 血症については，25（OH）vitD が低く，入院前低栄養・露光低下（入院後は食事全量摂取，下痢なし）が考えられた．低 Na 血症の原因としては，水分摂取量に比し，溶質摂取不足が考えられた．飲水制限，食事 Na 負荷，カルシウム，ビタミン D 補充，P・Mg 補充を続けたが，改善が乏しく，退院が困難な状況であった．血圧低値持続しており，自由水排泄低下が妨げられている可能性を考え，8/6 よりミドドリンを開始した．

　K/Mg/P 製剤，ビタミン D 補充を続け，Ca/P/K/Mg 維持を継続した．退院処方は必要となったが，自宅退院・外来フォローにつなげることはできた．

治療	2021/7/2	2021/7/9	2021/7/10	2021/7/11	2021/7/12	2021/7/14		2021/8/6	2021/8/10	2021/8/12
炭酸 Ca		4g	12g	6g	6g	6g		4.5g	3g	3g
乳酸 Ca								4g	4g	4g
アルファカルシドール		1μg	3μg	1μg	2μg	2μg		4μg	4μg	4μg
塩化 K	1,200mg							1,200mg	1,200mg	1,200mg
酸化 Mg		330mg	660mg	660mg	660mg	660mg		990mg	990mg	990mg
ポタコール®		1本	1本							
カルチコール®		1回								
ホスリボン®						3包		2包	4包	6包

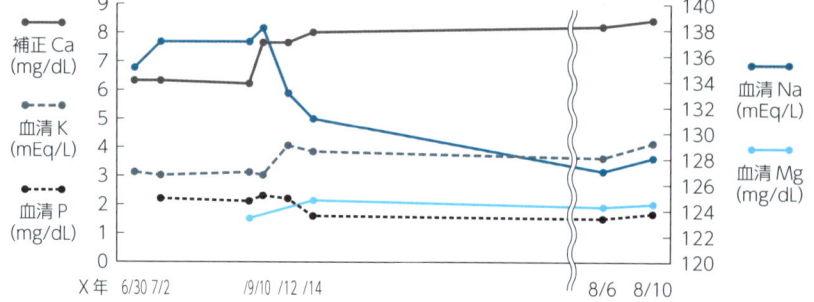

この章のポイント

- 本症例はイレウスや低栄養を反復し，長期の補充調整を要した．入院期間や受診頻度などが限られる事情があり，優先順位をつけての電解質補正や退院判断とした．

索　引

これで心配ない電解質異常
若手医師/腎臓内科医が市中病院で困らないために ©

発　　行	2024 年 9 月 25 日　　1 版 1 刷
著　　者	久道三佳子
発行者	株式会社　中外医学社
	代表取締役　青木　　滋
	〒 162-0805　東京都新宿区矢来町 62
	電　　話　03-3268-2701(代)
	振替口座　00190-1-98814 番

印刷・製本/三報社印刷（株）　　　　　〈SK・YT〉
ISBN 978-4-498-22308-0　　　　Printed in Japan

JCOPY ＜(社)出版者著作権管理機構　委託出版物＞